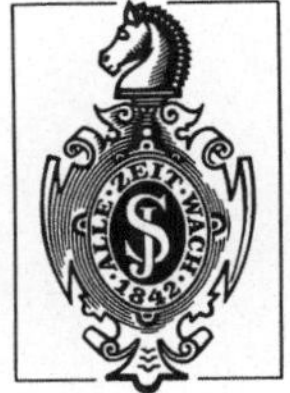

J. Schmidt-Voigt

Kardiologische Problempatienten

Fallgruben für die Herz-Kreislauf-Diagnostik in der Praxis

Mit 117 Abbildungen

Springer-Verlag
Berlin Heidelberg New York Tokyo 1984

Dr. Jörgen Schmidt-Voigt

Fuchstanzstraße 6
6240 Königstein/Taunus

CIP-Kurztitelaufnahme der Deutschen Bibliothek
Schmidt-Voigt, Jörgen: Kardiologische Problempatienten: Fallgruben für d.
Herz-Kreislauf-Diagnostik in d. Praxis/J. Schmidt-Voigt. – Berlin; Heidelberg;
New York; Tokyo: Springer, 1984
ISBN-13: 978-3-642-69641-1   e-ISBN-13: 978-3-642-69640-4
DOI: 10.1007/78-3-642-69640-4

2119/3140-543210

Vorwort und Einführung

Möglichkeiten und Gefahren von Fehldiagnosen, als „Fallgruben" umschrieben, beschäftigen jeden Arzt in Klinik und Praxis. Dies bestätigt immer wieder das besonders lebhafte Interesse, das einem derartigen Thema in der morgendlichen Klinikkonferenz ebenso wie bei ärztlichen Weiterbildungsveranstalten entgegengebracht wird. Langjährige Erfahrungen bei solchen Begegnungen gaben die Veranlassung, für den Bereich der praktischen Kardiologie über 50 der am häufigsten vorkommenden oder zu erwartenden Möglichkeiten von Fallgruben für die vorwiegend außerklinische Herz-Kreislauf-Diagnostik in der vorliegenden Form zusammenzutragen.

Diese Sammlung besonderer kardiologischer Fälle ist in der Praxis gewachsen und als Wiederholungs- und Anschauungsgut für die Praxis gedacht. Darum soll sie ebensowenig eine Darbietung kardiologischer Raritäten sein wie eine Demonstration diagnostisch besonders schwierig zu erfassender Erkrankungen auf diesem so bedeutsamen Gebiet der praktischen Medizin. Aus der Erfahrung eines klinisch sowie bei zahlreichen ärztlichen Fortbildungskongressen lehrend tätigen Arztes wird vielmehr eine Zusammenstellung zwar alltäglich vorkommender kardiologischer Beispiele präsentiert, die jedoch in ihrer zutreffenden Erkennung und Beurteilung besonders häufig Fehldeutungen unterliegen. Damit können die davon Betroffenen insbesondere in der täglichen außerklinischen Praxis zu echten Problempatienten werden. Unzureichende Einbeziehung der einfachen Hilfsmittel, wie Anamnese, visuelle und auskultatorische Diagnostik beim Herzkranken, bildet dabei eine häufige Ursache für derartige Fallgrubenerlebnisse. Ihre vielfach stiefmütterliche Behandlung im akademischen Unterricht ebenso wie in den gängigen Unterrichtswerken für das kardiologische Studium tut ein übriges für eine unzureichende Beherrschung gerade dieser Diagnostik in der ärztlichen Praxis. Hier Bekanntes, aber weniger Geübtes und Gegenwärtiges in die Erinnerung zu rufen, ist die Aufgabe dieses Vorhabens. Die Sammlung ist in erster Linie für die an der kardiologischen Basis im ärztlichen Alltag Tätigen gedacht. Für Anregungen, kritische Bemerkungen und Mitteilungen eigener Erfahrungen und Beobachtungen bei diagnostisch-therapeutischen Fallgruben im kardiovaskulären Bereich sind wir daher stets aufgeschlossen.

Dankbar bin ich dem Springer-Verlag, Heidelberg, vor allem Herrn Dr. Graf-Baumann, für das Interesse und die sorgsame verlegerische Herausgabe des Buches. Ganz besonderen Dank schulde ich meiner langjährigen Sekretärin in den Krankenanstalten des Main-Taunus-Kreises in Bad Soden/Ts., Frau Brigitta Joraschkowitz, für die unermüdliche Hilfe bei der Betreuung dieser „Problempatienten" und für die Vorbereitung der vorliegenden Publikation.

März 1984   Dr. med. Jörgen Schmidt-Voigt

Inhaltsverzeichnis

1 Anamnese

1.1 Vegetativ-nervöses Atemsyndrom

Frühere Anamnese

32jährige Patientin. Schon immer Neigung zu niedrigem Blutdruck, Migränekopf-
schmerz und Leistungsschwäche. Deshalb auch seinerzeit Befreiung vom Schultur-
nen. Familiäre Hypotoniebelastung mütterlicherseits. Bisher keine nennenswerten
organischen Erkrankungen, jedoch nie richtig leistungsfähig gewesen (mangelnde
Lebensqualität).

Jetzige Anamnese

2 Jahre nach der mit 27 Jahren erfolgten Verheiratung erstmals Auftreten von Atembeschwerden, die von der Patientin als „Atemnot" bezeichnet werden: Unabhängig
von körperlichen Anstrengungen oder sonstigen äußeren Veranlassungen plötzlich
auftretendes Gefühl, nicht richtig durchatmen zu können. Dabei Zwang zum tiefen
Atemholen („Seufzen") mit dem Empfinden, daß nicht genug Luft in den Brust-
korb eingeatmet werden kann. Charakteristische Schilderung einer Atembeklemmung mit dem Gefühl, ein Korsett um die Brust zu haben. Zugleich Angstgefühl
und Zwang zu beschleunigter und vertiefter Atmung mit dabei auftretendem Taub-
heitsgefühl, v. a. in der Umgebung des Mundes. Ebenso jedoch auch in Händen und
Füßen. Häufung und Verstärkung dieser subjektiv als bedrohlich empfundenen, anfallsweise einsetzenden Atemstörungen in den letzten 6 Monaten.
Bisher wiederholt vorgenommene ärztliche Untersuchungen und Behandlungsversuche mit „Herzmitteln", wie Nitropräparaten, Persantin, Crataegus, Diuretika, Digitalis, Sedativa und ähnlichem unter der Vorstellung einer kardiogenen Dyspnoe
durch Linksinsuffizienz.

Bisherige Fehlbeurteilung

Kardiogene Dyspnoe bei Lungenstauung. Linksinsuffizienz des Herzens infolge
„Myokardschädigung". Erworbener Herzfehler: Mitralinsuffizienz. Angeborener
Herzfehler: Vorhofseptumdefekt.

Wesentliche Befunde

- *Körperliche Untersuchung:* Leptosomer Körperbautyp mit asthenischem Habitus.
  Größe 172 cm, Gewicht 64 kg. Blutdruck im Liegen 105/70 mmHg. Blutdruck im

Stehen 100/75 mmHg. Ruhepuls im Liegen 54 Schläge regelmäßig, im Stehen 78 Schläge/min, regelmäßig.
- *Herzauskultationsbefund:* Leises protosystolisches Sofortgeräusch von Dekreszendocharakter, das im Liegen deutlich wahrnehmbar ist (Geräuschstärke 2/6), im Stehen sogleich nach dem Aufstehen verschwindet.
- *Lungenauskultation:* O. B.

Apparative Zusatzdiagnostik

- *EKG im Liegen* (Abb. 1): Ausgeprägte Sinusbradykardie mit 52/min. Auch im Stehen und nach Belastung (5 min Radfahren, 75 W Belastung) die Zeichen einer vegetativ-vagotonen Imprägnation ohne organpathologische Veränderung mit ausgeprägter Sinusbradykardie.
- *Herzschallaufnahme:* Akzidentelles systolisches Herzgeräusch.
- *Vitalographie:* Normalbefund mit einer Vitalkapazität von 3,6 l.
- *Thoraxröntgenbild:* Leptosomer Thoraxtyp. Steilgestelltes mittelständiges Herz ohne Fehlerform. Pulmonal keine Stauungszeichen, keine Infiltration.

Korrigierte Diagnose

Funktionelle Atembeschwerden („Atembeklemmung", „Seufzerzwang") bei vegetativ-nervösem Atemsyndrom mit Hyperventilationsneigung vom Typ einer pulmo-

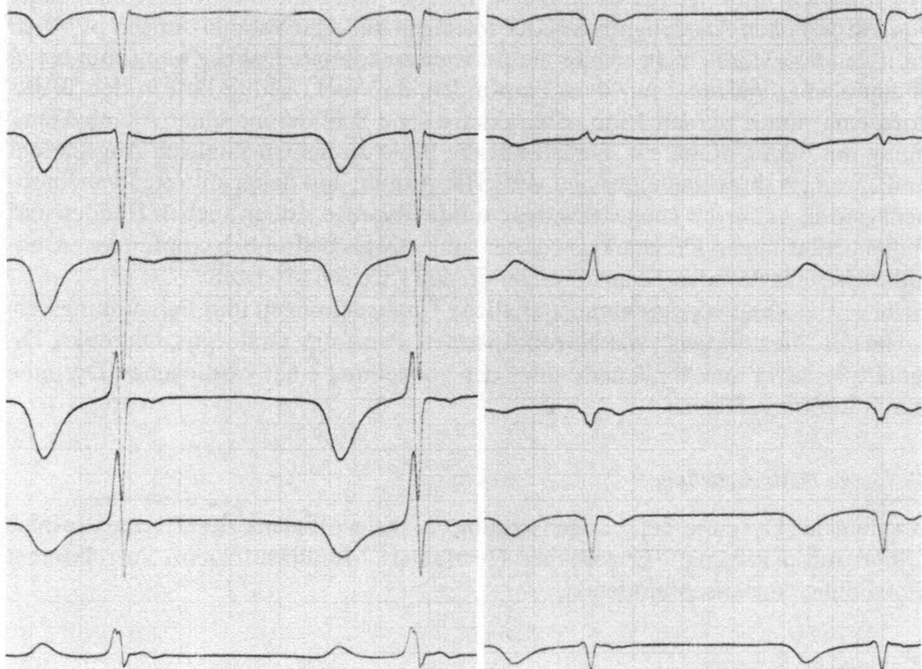

Abb. 1. Vagotonieimprägnation im EKG bei vegetativ-nervösem Atemsyndrom: Sinusbradykardie, ST-Hebung und T-Überhöhung

nalen Dystonie nach M. Hochrein. Für eine organische Erkrankung des Herzens kein Anhalt.

Kritische Wertung (diagnostische Fallgrube)

Diagnostische Verkennung der anamnestisch unzutreffend mit Atemnot bezeichneten funktionell-nervös bedingten Atembeklemmung als herzbedingte Kurzatmigkeit. Im Unterschied zu der beschleunigten und vertieften Atmung einer belastungsabhängigen kardiogenen Dyspnoe hier Zwang zum tiefen Atemholen (Seufzerzwang), belastungsunabhängig und ohne Frequenzbeschleunigung der Atmung. Fehlbeurteilung des bedeutungslosen akzidentell-systolischen Herzgeräusches als Hinweis auf einen organischen Ventildefekt des Herzens (Mitralinsuffizienz bzw. Vorhofspetumdefekt, vgl. Beispiel, Abschn. 2.5, S. 27).

Kritische Wertung

Bei anamnestischer Angabe von Atembeschwerden stets sorgfältige differentialdiagnostische Abgrenzung einer belastungsabhängigen Kurzatmigkeit (kardiogene Dyspnoe) von einer belastungsunabhängigen psychogenen Atembeklemmung (vegetativ-nervöses Atemsyndrom) bzw. von einer exspiratorischen Atembehinderung vom Typ einer spastisch-asthmatoiden Bronchitis mit pulmonal-respiratorischer Insuffizienz. Nichtbeachtung der fehlenden Röntgenzeichen einer kardiogenen Lungenstauung.

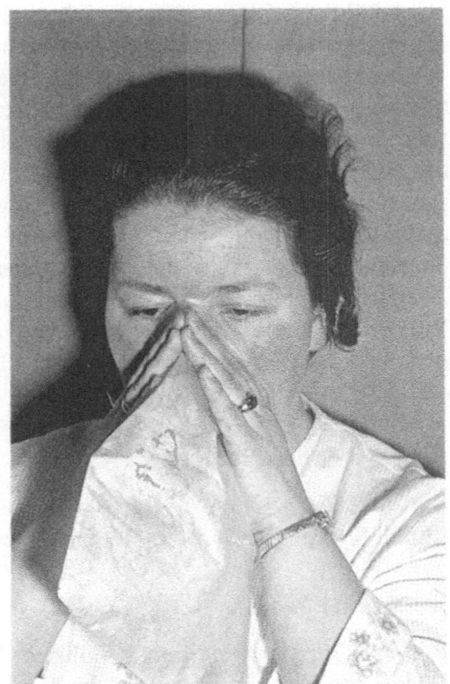

Abb. 2. „Tütenatmung" zur Anfallsunterbrechung bei Hyperventilation

Therapeutische Folgerungen

Geeignete medikamentöse Maßnahmen: Sedativa, Psychopharmaka, Kalzium- und Magnesiumpräparate (z. B. Magnorbin als i. v.-Injektionen). Tütenatmung bei respiratorischer Anfallssituation (vgl. Abb. 2). Psychotherapeutische Betreuung, autogenes Training.
Ungeeignete Maßnahmen: Medikamentöse und sonstige Empfehlungen wie bei einer organischen Herzerkrankung im Sinne einer latenten oder manifesten Linksinsuffizienz des Herzens.

1.2 Atemnot bei Cor pulmonale

Frühere Anamnese

74jähriger Patient, der seine selbst aufgezeichnete Vorgeschichte vorlegt: „Vor 13 Jahren während Urlaubsaufenthalt in Österreich Herzanfall mit starker Kurzatmigkeit. Nach ca. 3 h kam ein Arzt, der mir eine Vitaminspritze ohne Wirkung gab. Leider in den Ischiasnerv! Es handelte sich um starke Stiche alle 10–20 s. Dieser Anfall dauerte 12 h und wurde dadurch beendet, daß meine Frau mir eine Aspiphenintablette gab (sie werden heute nicht mehr verkauft). Erst 10 Jahre später sagte mir mein Arzt nach dem jährlich durchgeführten EKG, es sei das typische Bild nach einem Herzinfarkt. 3 Wochen nach dem Anfall war ich wieder zuhause. Mir wurden Digitalisarzneien verschrieben.“

Jetzige Anamnese

„Ungefähr seit 6 Jahren merkte ich erneut eine Atemnot. Diese wurde von Jahr zu Jahr immer stärker, und ich mußte meine Spaziergänge immer mehr einschränken. Auch bei ungewöhnlichen Körperbewegungen und ungewöhnlichen Körperhaltungen wurde die Atemnot immer stärker. Die Atemnot tritt meist erst dann zurück, wenn der Körper wieder in seine gewohnte Ruhestellung kommt. Seit 4 Monaten trat zusammen mit einer leichten Erkältung eine so starke Schwächung des Körpers auf, daß ich jetzt schon nach einem Gang durch das Zimmer atemlos bin. Vor 2 Monaten war ich beim Arzt. Es wurde diesmal kein EKG gemacht. Statt dessen Strophanthininjektionen. Nach 4 Spritzen mußte ich die Behandlung abbrechen, weil ich mich danach stets sehr schlecht fühlte. Da ich ohne Schwierigkeiten auf dem Rücken liegen und ungestört schlafen kann, vermutet mein Arzt jetzt, daß die Atemnot nicht vom Herzen kommen kann. Daher riet er mir zu einer Spezialuntersuchung.“

Bisherige Fehlbeurteilung

Kardiogene Dyspnoe infolge Linksinsuffizienz bei koronarer Herzkrankheit mit Annahme eines vernarbten Herzinfarktes vor 13 Jahren.

Wesentliche Befunde

- *Körperliche Untersuchung:* 64jähriger Patient. Durch deutliche Ruhedyspnoe beeinträchtigter Gesamteindruck. Bernhardineraugen. Gesichtszyanose und Stirnquerfalten (Abb.3). Keine Halsvenenstauung. Keine Beinödeme. Faßförmiger Thorax mit Emphysempolstern symmetrisch in beiden Jugulargruben. Thoraxumfang exspiratorisch 95 cm, inspiratorisch 97 cm. Deutliche Zyanoseverstärkung im Gesicht beim Bücken (Bückzyanose). Lungengrenzen tiefstehend und mit der Atmung kaum verschieblich. Hypersonorer Klopfschall. Deutlich abgeschwächtes Atemgeräusch. Vesikuläratmen ohne Nebengeräusche. Venektasien in der Schweninger-Linie.

– *Herzauskultation:* Töne abgeschwächt. Herzrhythmus regelmäßig. Keine pathologischen Herzgeräusche oder Extratöne. P_{II} betont. RR 150/80 mmHg, RP 76/ min.
– *Abdomen:* Verstärkte meteoristische Tympanie. Leber nicht vergrößert.

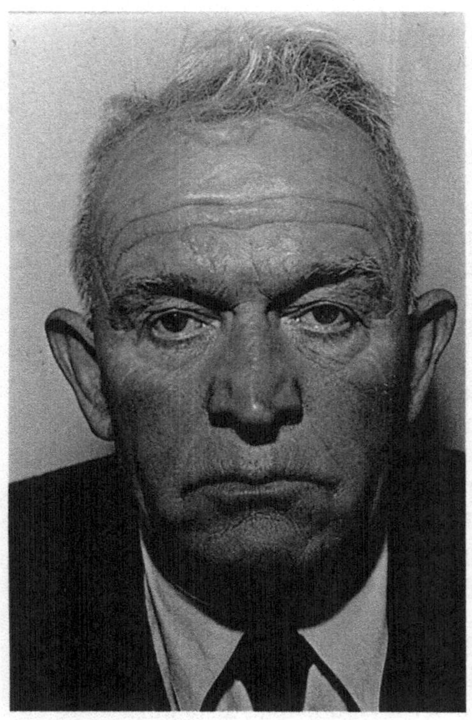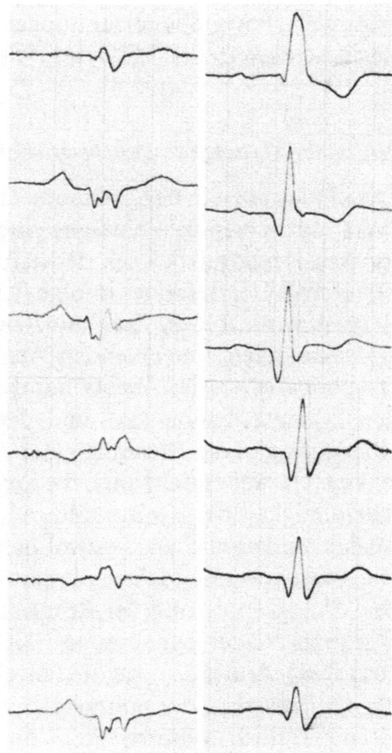

Abb.3 (Links). Gesichtszyanose und Stirnquerfalten bei chronischer pulmonal-respiratorischer Insuffizienz infolge von chronischem Lungenemphysem mit kompensiertem chronischem Cor pulmonale

Abb.4 (Rechts). Rechtsschenkelblock-EKG mit Zeichen eines Cor pulmonale (P-dextroatriale)

Apparative Zusatzdiagnostik

- *Ruhe-EKG* (Abb. 4): Regelmäßiger Sinusrhythmus. Frequenz 80/min. Rechts-schenkelblock-EKG mit peripherer Niederspannung. P-dextroatriale bei Cor pulmonale. Keine Residuen eines vernarbten Herzinfarktes.
- *Thoraxröntgenbild:* Mittelständiges schmales Herz mit steilgestellter Herzachse bei Cor pulmonale. Lungenemphysem höheren Grades ohne infiltrative Ver-änderungen.
- *Vitalographie:* Pathologischer Befund eines obstruktiven Lungenemphysems mit VK = 1,3 l.
- *Labor:* Sekundäre Polyglobulie (Hb 17,3 g/dl, Ery. 6,25 Mill.).

Korrigierte Diagnose

Kurzatmigkeit infolge chronischer pulmonal-respiratorischer Insuffizienz bei aus-geprägtem obstruktivem Lungenemphysem mit chronischem kompensiertem Cor pulmonale.
Kein Hinweis auf kardiogene Dyspnoe.
Sekundäre Polyglobulie bei Lungenemphysem.
Rechtsschenkelblock-EKG mit P-dextroatriale.

Kritische Wertung (diagnostische Fallgrube)

Zwei Fallgruben in der Anamnese haben die Diagnose in eine falsche Richtung ge-lenkt: Zum einen die Annahme einer primären Herzerkrankung im Sinne einer ko-ronaren Herzkrankheit seit der retrospektiven Postulierung eines vor 13 Jahren ab-gelaufenen Herzinfarktes infolge Fehlinterpretation eines Cor-pulmonale-EKG mit Rechtsschenkelblock. Zum anderen die Fehldeutung der seit Jahren bestehenden und allmählich zunehmenden Atembeschwerden als Zeichen einer kardiogenen Dyspnoe. Schon der Aspekt mit der typischen diffusen Gesichtszyanose (Abb. 3), den „Bernhardineraugen" und den Emphysempolstern sollte die diagnostische Überlegung in die Richtung einer pulmonalen Dyspnoe durch Lungenemphysem lenken. Hierfür spricht auch die anamnestische Schilderung des Patienten, daß die Kurzatmigkeit bei Horizontallage im Bett kaum auftritt, sich dagegen schon beim Bücken und ähnlichen ungewohnten Körperhaltungen um so stärker einstellt.
Der Perkussions- und Auskultationsbefund der Lunge, das pathologische Ergebnis der Vitalographie und der Röntgenuntersuchung der Lunge, der Rechtsschenkel-block mit Niederspannung im EKG – offensichtlich früher als vernarbter Herzin-farkt fehlgedeutet – sowie die Polyglobulie bringen die apparativen Zusatzbefunde für die Erhärtung der pulmonalen Genese der Dyspnoe mit Ausbildung eines kli-nisch z. Z. noch kompensierten chronischen Cor pulmonale.

Therapeutische Folgerungen

Versuch einer Besserung der pulmonalen Ventilation durch Euphyllin retard, Span-tin retard, Expektorantien, Atemgymnastik, intermittierende O_2-Inhalationen u. a.

1.3 Funktionell-sympathikotone Herzstörung

Frühere Anamnese

Als Kind häufig fieberhafte Anginen. Sonst keine ernstlichen Erkrankungen.

Jetzige Anamnese

Bei der 22jährigen Patientin im letzten Halbjahr bei Aufregungen oder nächtlichen Alpträumen Auftreten von Engigkeitsgefühl auf der Brust. Häufig lautes und kräftiges Herzklopfen, zugleich mit hartem und beschleunigtem Puls am Hals. Dabei Angstgefühl und das Empfinden, nur bei tiefem Durchatmen ausreichend Luft zu bekommen. Ziehende Mißempfindung in der Herzgegend mit gelegentlichen Aussetzern am Herzen. Innerlich nervös und kribbelig mit der Neigung, sich auch in Geringfügigkeiten hineinzusteigern, dies v. a. bei ihrer Berufstätigkeit als Standesamtsangestellte. Vor einer Woche erneut Halsentzündung mit Schluckschmerzen, jedoch ohne Fieber. Behandlung mit Antibiotikum. Seit Beginn der Halsbeschwerden besonders auffallende Beschleunigung der Herztätigkeit mit gelegentlichem Herzstolpern. Ein vor 2 Tagen aufgenommenes EKG habe einen pathologischen Befund erbracht mit dem Verdacht auf eine Herzmuskelentzündung. Deshalb stationäre Einweisung.

Bisherige Fehlbeurteilung

Akute Myokarditis nach Angina tonsillaris.

Wesentliche Befunde

- *Körperliche Untersuchung:* Ausgeprägt leptosomer Körperbautyp und asthenischer Habitus. Größe 166 cm, Gewicht 48 kg. Feuchte Hände, Glanzaugen.
- *Halsinspektion:* Abklingender Racheninfekt, Tonsillarhypertrophie mit noch leichter Rötung der Seitenstränge. Keine palpable Schilddrüsenvergrößerung. RR 125/80 mmHg, Puls 130/min und regelmäßig.
- *Herzauskultation:* Regelmäßige Tachykardie. Betonung des I. Herztones. Keine pathologischen Extratöne oder Herzgeräusche.
- *Abdomen:* Palpable Senkniere rechts bei Untersuchung im Stehen.

Apparative Zusatzdiagnostik

- *Ruhe-EKG* (Abb. 5): Steiltyp. Regelmäßige Sinustachykardie. Frequenz 128/min. Typische sympathikotone Imprägnationszeichen mit Muskelverzitterungen, Erhöhung und Zuspitzung der P-Zacken über II und III, aszendierendem ST-Verlauf und Abflachung bzw. Negativierung der T-Zacken. Überleitungszeit PQ_{II} mit 0,17 s normal.
- *Thoraxröntgenbild:* Mittelständiges schmales, steilgestelltes Herz. Lunge o. B.
- *Schilddrüsentests:* T4, FT3 und T4-RIA im Normbereich.
- *Laborbefunde:* BSG 21/48 mm n. W. (Racheninfekt). Sonst o. B., einschließlich Rheumafaktoren, CRP usw.

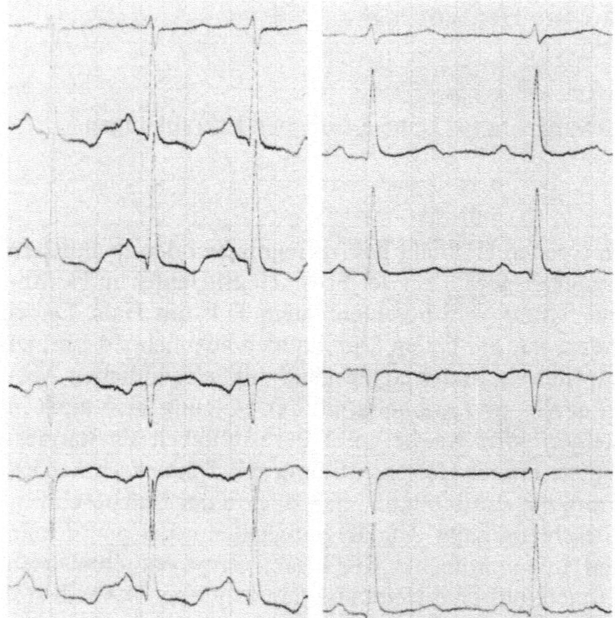

Abb. 5 (Links). Sympathikotonieimprägnation im EKG bei funktionell-sympathikotoner Herzstörung: Sinustachykardie, Muskelverzitterungen, Rechtspositionstyp, P-Überhöhung und -Zuspitzung, ST-Senkung, T-Negativierung („Pseudomyokarditis")

Abb. 6 (Rechts). EKG (Patient wie in Abb. 5) 1 h nach β-Blocker-Test (40 mg Dociton per os): Befundnormalisierung

- *Echokardiogramm und Myokardszintigraphie:* Keine organpathologischen Auf-fälligkeiten.
- *β-Blockertest* (Abb. 6): 1 h nach Einnahme von 1 Tbl. = 40 mg Dociton bereits weitgehende Normalisierung des zuvor (Abb. 5) auffälligen EKG-Befundes vom Typ einer sympathikotonen Imprägnation.

Korrigierte Diagnose

Funktionell-sympathikotone Herzstörung mit EKG-Befund einer sympathikotonen Imprägnation ohne Anhalt für eine organische Herzerkrankung, insbesondere nicht für eine akute Myokarditis.

Kritische Wertung (diagnostische Fallgrube)

Die *aktuelle Anamnese* mit den im Zusammenhang mit einem akuten Halsinfekt verstärkten Herzbeschwerden rechtfertigen zunächst den Verdacht auf eine akute Myokarditis, der zudem durch den auffälligen EKG-Befund (Abb. 5) eine schein-bare Bestätigung erhält.

Die *frühere Anamnese* mit dem Bericht über bereits seit Monaten sich hinziehende Herzbeschwerden lassen jedoch Zweifel an der akuten Verursachung der jetzigen Situation, einschließlich des EKG-Befundes, aufkommen, der als diagnostische Fallgrube wirkt. Eine ebenso rasche wie einfache Klärung erlaubt die Durchführung des β-Blocker-Testes (Abb. 6), der den funktionellen Charakter dieser „Pseudomyokarditis" auf der Grundlage einer gesteigerten Sympathikotonie überzeugend aufzeigt. Bei einer organischen Herzerkrankung im Sinne einer echten Myokarditis bliebe der Ausgangsbefund im EKG nach einmaliger Gabe eines sympathikolytisch potenten β-Blockers im wesentlichen unverändert.

Therapeutische Folgerungen

Keine bei einer echten Myokarditis wohl begründete Therapie mit Salizylat, Antibiotika und Kortison unter stationären Bedingungen. Vielmehr eine auch außerklinisch durchführbare Behandlung mit β-Blockern, physikalischen Maßnahmen, Körpertraining und psychischer Führung.

1.4 Extrakardiale Pseudostenokardie

Frühere Anamnese

Starker Raucher (40 Zigaretten pro Tag) seit 15 Jahren. Infektiöse Hepatitis vor 10 Jahren. Bisher keine Herzbeschwerden. Normale Blutdruckwerte. Beruflich als Friedhofswärter in einer Kleinstadt tätig.

Jetzige Anamnese

Bei dem 46jährigen Patienten in den letzten 3 Tagen erhebliche familiäre Aufregungen durch die alkoholsüchtige Ehefrau. Zusätzlich starke körperliche Anstrengungen bei der Aushebung mehrerer Gräber.
Seit dem vorigen Abend (Gründonnerstag) starke Schmerzen in der linken Brustseite mit Ausstrahlung in den linken Arm. Schmerzen in Ruhe, verstärkt bei Atembewegungen und beim Liegen auf der linken Thoraxseite. Sehr ängstlich durch Befürchtung eines Herzinfarktes. Deshalb Inanspruchnahme des ärztlichen Notfalldienstes, der stationäre Einweisung wegen Verdachts auf Herzinfarkt vornahm.

Bisherige Fehlbeurteilung

Echte Stenokardien mit Verdacht auf frischen Herzinfarkt bei 46jährigem Patienten. Psychischer Streß und starker Nikotinabusus als Risikofaktoren.

Wesentliche Befunde

– *Körperliche Untersuchung:* Ängstlicher Patient, der sich wegen der Möglichkeit eines frischen Herzinfarktes kaum zu bewegen wagt. Ausgeprägte Druckschmerzhaftigkeit im Gesamtbereich der verspannten linken Schulter- und Pek-

toralismuskulatur. Keine kardialen Dekompensationserscheinungen. RR 140/ 85 mmHg, RP 80/min, regelmäßig.
- *Herzauskultation:* Regelmäßiger Rhythmus. Normale Herztöne. Keine Extratöne oder Herzgeräusche.
- *Abdomen:* Leber nicht pathologisch vergrößert palpabel. Hier und im übrigen Körperbefund keine pathologischen Auffälligkeiten.

Apparative Zusatzdiagnostik

- *Ruhe- und Belastungs-EKG* (5 min Radfahren, 150 W, Abb. 7): Regelmäßiger Sinusrhythmus. Normalbefund ohne Zeichen eines frischen Herzinfarktes.
- *Thoraxröntgenbild:* Hilusverdichtung bei inhalativem Zigarettenrauchen. Sonst Lunge und Herz o. B.
- *Halswirbelsäulenröntgenbild* (Abb. 8): Spondylotische Veränderungen C 4–C 6.
- *Labor:* Normalbefunde, insbesondere auch für CK, CK-MB, HBDH, LDH, SGOT, SGPT und γ-GT.

Korrigierte Diagnose

Akute Thoraxmyalgie links infolge muskulärer Überbeanspruchung bei vertebragenem Zervikalsyndrom. Für einen Herzinfarkt oder eine koronare Herzerkrankung kein Anhalt. Nikotinabusus.

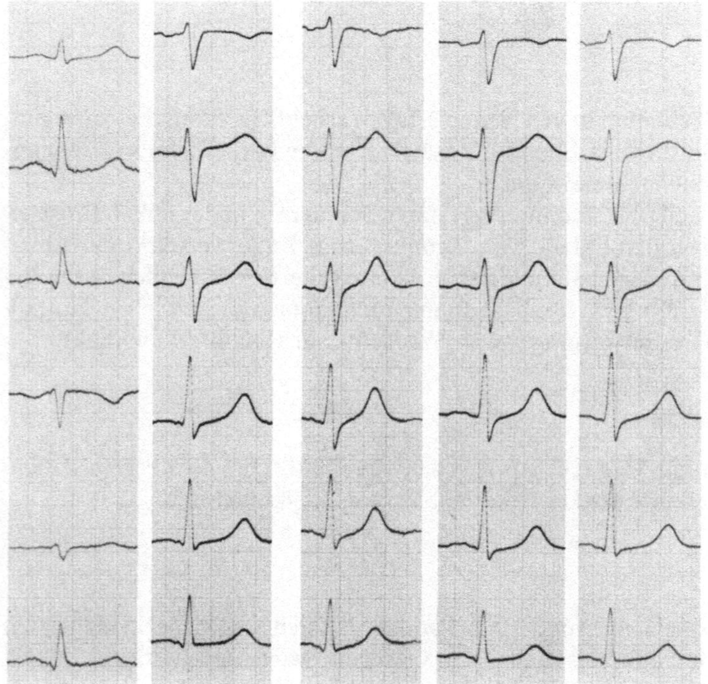

Kritische Wertung (diagnostische Fallgrube)

Anamnestischer Risikofaktor eines Nikotinabusus und plötzliches Einsetzen der linksseitigen Thoraxschmerzen ließen reflektorisch den Verdacht auf echte Stenokardien, möglicherweise infolge eines frischen Herzinfarktes, aufkommen. Bei der vorangegangenen starken körperlichen Beanspruchung des Patienten im Schultergürtelbereich hätte eine im Rahmen der Erstuntersuchung versäumte Palpation der betroffenen Muskelabschnitte die Diagnose in die Richtung extrakardialer Thoraxmyalgien lenken können. Da auch die Röntgenuntersuchung der HWS nur mäßige pathologische Verschleißerscheinungen ergab, sind die Beschwerden weniger als Ausdruck eines chronischen vertebragenen Zervikalsyndroms denn als akute Myalgie („Muskelkater") aufzufassen. Die übrigen Untersuchungen (EKG, Labor) konnten die Einweisungsbefürchtung eines frischen Herzinfarktes zerstreuen.

Therapeutische Folgerungen

Ambulante Behandlung durch kurzfristige körperliche Schonung, lokale Wärme, Einreibungen, evtl. Injektionen mit Impletol oder Eupragin o. ä. Spezifische Herzbehandlung angesichts des organisch normalen Befundes nicht angezeigt.

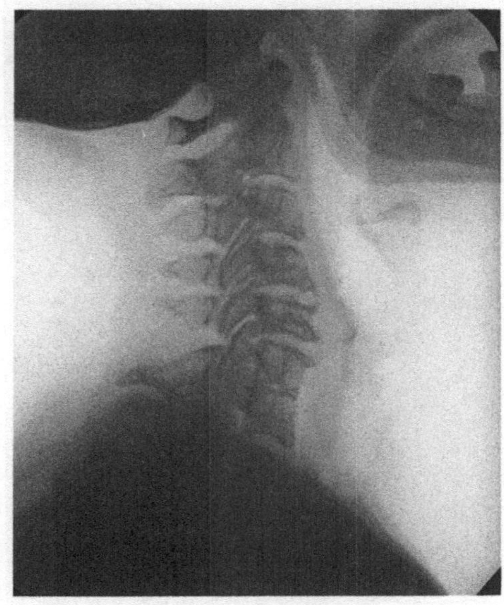

Abb. 8. Röntgen der HWS bei vertebragenem Zervikalsyndrom mit ausgeprägter Spondylose C_4–C_6. (Aufnahme: Chefarzt Dr. R. Kratz, Kreiskrankenhaus Bad Soden/Ts.)

◁ **Abb. 7.** Normaler EKG-Befund in Ruhe und nach Belastung (5 min Radfahren, 150 W) bei extrakardialer Pseudostenokardie

1.5 Trockene Perikarditis

Frühere Anamnese

Bisher keine ernsteren Erkrankungen bei dem jetzt 17jährigen Patienten. Überdurchschnittlich gute körperliche Leistungsfähigkeit als Leistungssportler. Kein Nikotin oder Alkohol.

Jetzige Anamnese

Vor 4 Tagen akut an Schmerzen in der Herzgegend und linken Brustseite erkrankt mit inspiratorischer Atemabhängigkeit der Beschwerden, jedoch Nachlassen im Sitzen. Eine Woche zuvor Erkältungskrankheit. Kein Fieber, jedoch Hustenreiz ohne Auswurf. Etwas abgeschlagenes Gefühl und Mattigkeit sowie Angstempfindung durch die Atembeschwerden. Im EKG des Hausarztes seien „bloß" vegetative ST- und T-Veränderungen festgestellt worden.

Bisherige Fehlbeurteilung

Vegetativ-nervöses Atemsyndrom bei vegetativer Labilität mit funktionellen EKG-Veränderungen.

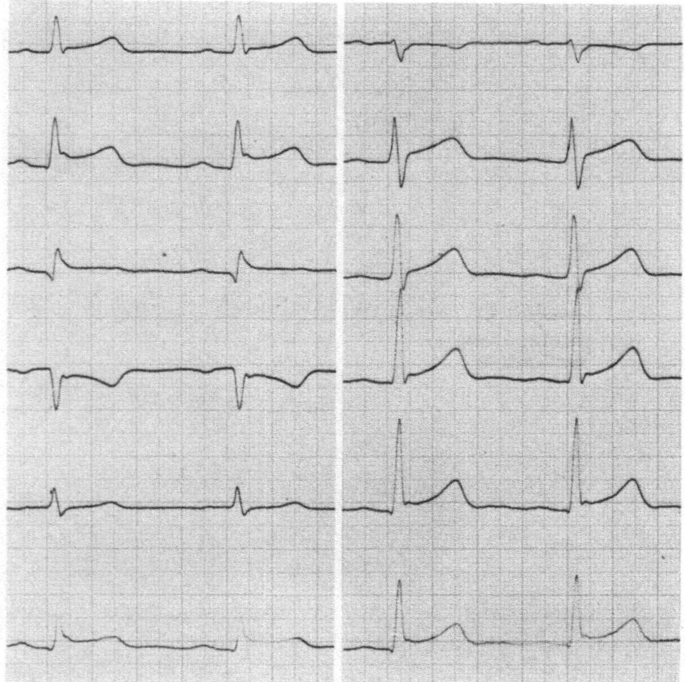

Abb. 9. EKG bei frischer trockener Perikarditis: ST-Elevation I–III, aVF und V_2–V_6

Wesentliche Befunde

- *Körperliche Untersuchung:* 17jähriger Patient in deutlich beeinträchtigter Gesamtverfassung. Ängstlich-gespannter Gesichtsausdruck mit blasser Gesichtsfarbe. Trocken-krampfhafter Husten mit schmerzhaften Gesichtsreaktionen. Unfähigkeit zum tiefen Einatmen durch Atemstopp. Eingeschränkte Atemexkursionsfähigkeit der linken Thoraxseite. Keine kardialen Dekompensationszeichen. Kein blutiges Sputum. RR 130/85 mmHg, RP 75/min, regelmäßig.
- *Herzauskultation:* Herzaktion regelmäßig. Beide Herztöne normal vorhanden. Keine Extratöne. Präsystolisch und proto-mesosystolisch rauh-kratzendes Geräusch einer trockenen Perikarditis mit inspiratorischer Verstärkung.
- *Lungenauskultation:* Inspiratorisch über der linken Lunge basal pleuritisches Reibegeräusch mit typischem schmerzhaftem Atemstopp bei tieferer Einatmung. Übrige Lunge frei von pathologischen Nebengeräuschen.
- *Abdomen:* Ohne Druckschmerz.

Apparative Zusatzdiagnostik

- *Ruhe-EKG* (Abb. 9): Regelmäßiger Sinusrhythmus. Frequenz 73/min. Indifferenztyp. Erhöhter Abgang der ST-Strecken von der R-Zacke über I–III, aVF und V_2–V_6.
- *Herzschallaufnahme über S_1* (Abb. 10): Typisches hochfrequentes perikarditisches Reibegeräusch während Präsystole und Proto-mesosystole.

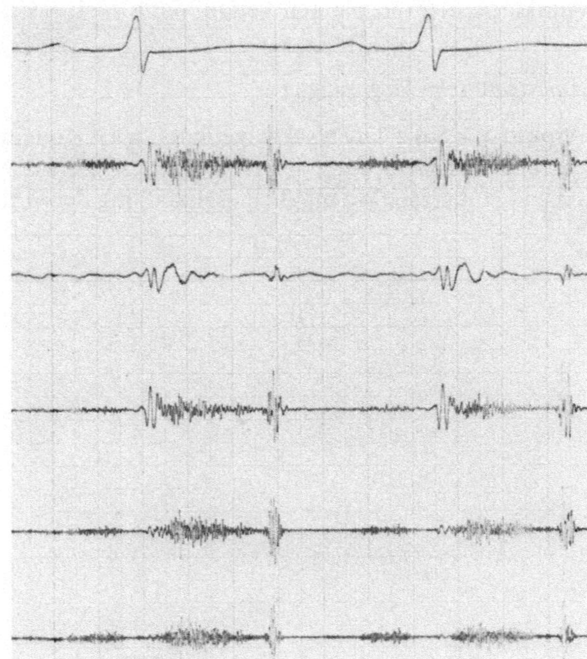

Abb. 10. PKG bei trockener Perikarditis: Hochfrequentes Reibegeräusch präsystolisch sowie protomesosystolisch (Zweiphasengeräusch)

– *Thoraxröntgenbild:* Minimaler Pleuraerguß im linken Zwerchfell-Rippen-Winkel.
– *Labor:* BSG 18/37 mm n. W. Blutbild o. B. Komplementbindungsreaktionen (KBR) im Picornaviruspool: Coxsackie-Antikörpertiter pathologisch ansteigend: 1:32, 1:64, 1:128.

Korrigierte Diagnose

Atembeschwerden und linksthorakale Schmerzen bei trockener Pleuroperikarditis im Rahmen eines viralen Infektes (Coxsackie-Virus).

Kritische Wertung (diagnostische Fallgrube)

Die geschilderten EKG-Veränderungen bei trockener Perikarditis geben immer wieder Veranlassung zur Verwechslung mit vegetativ-vagotonen Imprägnationen (Abb. 1), wie umgekehrt derartige funktionelle Veränderungen leicht für den Ausdruck einer Perikarditis oder eines frischen Herzinfarktes gehalten werden können. Hilfreich für die Vermeidung derartiger Fallgruben in der Akutsituation ist der Vergleich mit Längsschnitt-EKG-Untersuchungen, die bei vegetativ-vagotoner Morphologie einen stets gleichbleibenden Befund über lange Zeit hin zeigen. Zum anderen weist der klinische Befund eines meist mehr oder weniger deutlich ausgeprägten perikarditischen Reibegeräusches über der Herzgegend, nach dem allerdings aufmerksam gefahndet werden muß, auf die tockene Herzbeutelentzündung hin. Der vorangegangene Erkältungsinfekt macht die gerade bei jüngeren Patienten so häufige virale Ätiologie wahrscheinlich, die durch Verfolgung des Anstiegs der Antikörpertiter im späteren Verlauf dann auch gesichert werden kann.

Therapeutische Folgerungen

Aspirin o. ä. Salizylate als Analgetikum; u. U. Kodeinpräparate (Codipront, Paracodin o. ä.) zur Dämpfung des Hustenreizes sowie der perikarditischen und pleuritischen Schmerzen. Wo möglich, Behandlung der Grundkrankheit.

2 Aspekt

2.1 Beinödeme

Frühere Anamnese

Nach 2 Entbindungen Krampfaderbildung an beiden Beinen mit Schwerpunkt links. Während der zweiten Schwangerschaft Venenentzündung am linken Bein. Dadurch Neigung zu Beinschwellungen, besonders an warmen Sommertagen und nach langem Sitzen, z.B. bei Eisenbahn- oder Autobusfahrten. Keine Herzbeschwerden. Normales Blutdruckverhalten mit Neigung zu eher niedriger Blutdrucklage. Hartnäckige Verstopfung.

Jetzige Anamnese

In den letzten 2 Monaten (Juli/August) stärkere Schwellung an beiden Beinen mit Dellenbildung, besonders am Abend. Linkes Bein so stark betroffen, daß der Schuh zu eng wird. Wegen der Linksbetonung der Beinödeme Befürchtung einer Herzbedingtheit („das Herz liegt doch auch links"). Bis dahin unbekannte Kurzatmigkeit schon bei mäßigen körperlichen Anstrengungen. 6 kg Gewichtszunahme. Keine Herzbeschwerden, keine Arrhythmie. Einweisung durch Hausarzt wegen Annahme einer Herzinsuffizienz („Herzwassersucht").

Bisherige Fehlbeurteilung

Beinödeme infolge Herzinsuffizienz.

Wesentliche Befunde

- *Körperliche Untersuchung:* 48jährige Patientin mit deutlichem Übergewicht: 82 kg bei 169 cm Größe. Pyknischer Konstitutionstyp. Senk-Spreiz-Füße. Deutliche Varizenbildung an beiden Unter- und Oberschenkeln, links stärker als rechts. Starke Ödembildung an beiden Knöcheln bis zum Unterschenkel heraufreichend, ebenfalls links ausgeprägter als rechts (Abb. 11). Keine Lippenzyanose. Keine Halsvenenstauung.
- *Herzauskultation:* Herzrhythmus regelmäßig. Herztöne leise. Abschwächung infolge reichlicher Weichteilentwicklung am Thorax. Keine pathologischen Geräusche oder Extratöne. RR 135/85 mmHg, RP 78/min, regelmäßig.
- *Lungenauskultation:* Lungengrenzen hochstehend. Ungenügende Atemverschieblichkeit. Vesikuläratmen ohne Nebengeräusche.

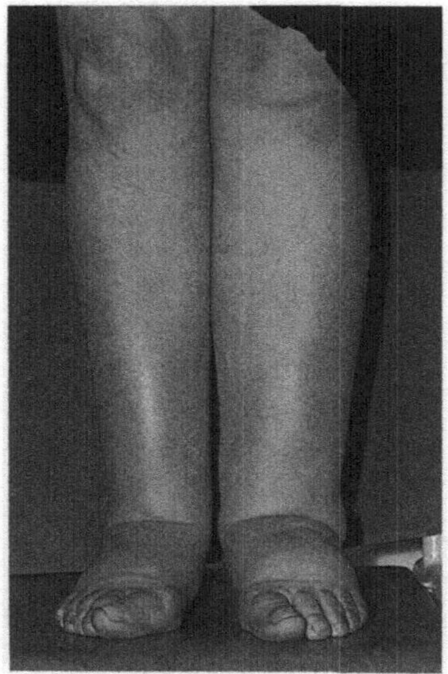

Abb. 11. Asymmetrische Beinödeme (links stärker als rechts) bei statisch-zirkulatorischer Beinschwellung mit postthrombotischem Syndrom links

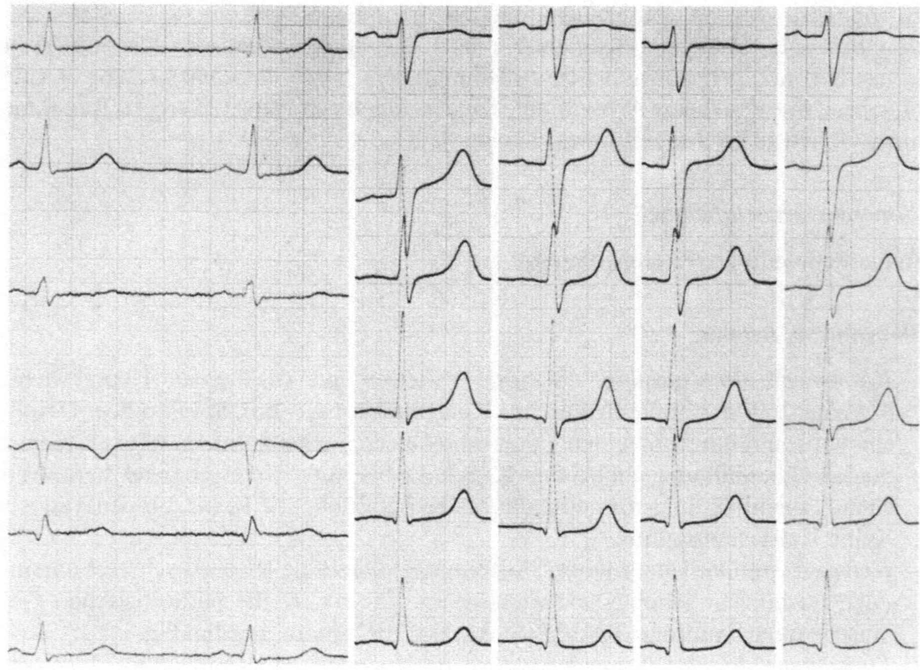

Abb. 12. Normalbefund im Ruhe- und Belastungs-EKG (5 min Radfahren, 100 W)

– *Abdomen:* Adipöse Bauchdecken, dadurch erschwerte Palpation. Leber perkutorisch nicht vergrößert. Hepatojugulärer Reflux negativ.

Apparative Zusatzdiagnostik

– *Ruhe- und Belastungs-EKG* (5 min Fahrrad, 100 W, Abb.12): Regelmäßiger Sinusrhythmus. Linkspositionstyp bei Querlage. Normalbefund.
– *Thoraxröntgenbild:* Zwerchfellhochstand beiderseits und Querlage des Herzens infolge Adipositas. Keine Fehlerform am Herzen. Lunge o. B.
– *Vitalographie:* Verringerte Vitalkapazität (2,3 l) infolge ungenügender Atemexkursionsfähigkeit des Thorax bei Übergewichtigkeit.
– *Labor:* Cholesterin 380 mg%, Triglyzeride 260 mg%, Harnsäure 8,4 mg%. Sonst Normalbefunde.

Korrigierte Diagnose

Asymmetrische, statisch-zirkulatorische Beinödeme bei Beinvarizen und postthrombotischem Syndrom links. Übergewichtigkeit, Kniegelenksarthrose beiderseits. Für eine kardiogene Ödematose der Beine kein Anhalt.
Exogene Obesitas.
Pulmonal-respiratorische Insuffizienz mit Belastungsdyspnoe infolge Übergewichtigkeit.

Kritische Wertung (diagnostische Fallgrube)

Die Asymmetrie der linksbetonten Beinödeme bei erheblicher Krampfaderbildung und Übergewicht, Kniegelenksarthrose sowie Senk-Spreiz-Fuß-Bildung lassen bereits vom Aspekt her an der Herzbedingtheit der Ödeme im Sinne einer Rechtsinsuffizienz zweifeln. Das Fehlen einer kardiogenen Lebervergrößerung sowie einer Stauung der Halsvenen, der negative hepatojuguläre Reflux und schließlich der klinisch normale Herzbefund bestätigen diese Annahme. Die als weitere diagnostische Fallgrube von der Patientin berichtete Kurzatmigkeit bei Belastung ist Folge der Übergewichtigkeit mit Verkleinerung des Atemvolumens und ebenfalls nicht Ausdruck einer Herzinsuffizienz. Gewichtszunahme und Varizenentwicklung sind häufige Folgeerscheinungen nach Schwangerschaften.

Therapeutische Folgerung

Gewichtsnormalisierung durch Reduktionskost.
Ödemausschwemmung z. B. durch Dehydro sanol tri, Dytide H, Arelix o. ä. Stuhlregulierung.
Aktives körperliches Training.
Varizenbehandlung durch Stützstrümpfe, evtl. Verödung oder Operation.
Atemgymnastik.
Eine spezifische Herzbehandlung ist bei dem organisch normalen Befund unangebracht.

2.2 Hypothyreose

Frühere Anamnese

Mit 18 Jahren Gelbsucht. Seitdem Gallenblasenbeschwerden ohne Steinnachweis. 42jährig Uterusmyomoperation.

Jetzige Anamnese

Seit etwa 2 Jahren zunehmender Rückgang der psychophysischen Leistungsfähigkeit und geistigen Regsamkeit bei der jetzt 62jährigen Patientin. Leichte Ermüdbarkeit. Anhaltende Interesselosigkeit und Depressionsneigung, deshalb Lithiumbehandlung. Im letzten halben Jahr Schwellung beider Beine und der Augenlider sowie zunehmende Kurzatmigkeit bei schon geringen körperlichen Anstrengungen. Daher Behandlung mit Digitalis und Saluretika. Langsamer Puls, trocken-schilfernde Haut. Neigung zum Frieren. Gewichtszunahme 12 kg in 11 Monaten. Wegen hartnäckiger Heiserkeit Ausscheiden aus dem Kirchenchor. Neigung zu hohem Blutdruck seit 15 Jahren bis 230/115 mmHg.

Bisherige Fehlbeurteilung

Ödematose bei Herzinsuffizienz infolge primär-essentieller Hypertonie.

Wesentliche Befunde

– *Körperliche Untersuchung:* Im Aspekt (Abb. 13 links) auffällige physiognomische Veränderungen mit durch Lidödem verengten Lidspalten, teigig-aufgedunsenem, verschwommenem Gesicht mit stumpfem Gesichtsausdruck und dick-breiter Zunge. Tiefe, heiser-rauhe Stimme („Kreidestimme"). Ausfall der lateralen Augenbrauenanteile. Trocken-schilfrige Haut mit Sulzbeinen ohne Dellenbildung bei Druckpalpation. RR 210/110 mmHg, RP 52/min, regelmäßig. Herzauskultation bis auf leise Herztöne unauffällig. Lunge auskultatorisch o. B. ohne Stauungszeichen. Leber nicht vergrößert. Keine verstärkte Jugularvenenzeichnung. PSR und ASR beidseits abgeschwächt. Schilddrüse nicht palpabel.

Apparative Zusatzdiagnostik

– *Ruhe-EKG* (Abb. 14 links): Regelmäßige Sinusbradykardie. Niederspannung: R_I 4 mm = 0,4 mV. Pathologische Erregungsrückbildung.
– *Thoraxröntgenbild:* Breit und tonusarm dem Zwerchfell aufliegendes vergrößertes Herz. Lunge ohne Hinweis auf kardiogene Stauungszeichen.
– *Hormonanalyse der Schilddrüse:* T4-RIA (Gesamtthyroxin) = 1,2 µ/dl (Normalwerte 4,5–12,5 µ/dl), FT-RIA (freies Thyroxin) = 0,27 ng/ml (Normalwerte 1,0–2,5 ng/ml). T3-RIA (Gesamttrijodthyronin) = 35 ng/dl (Normalwerte 60–200 ng/dl). Antikörpertiter gegen Schilddrüsenmikrosomen mit 1:25 600 stark erhöht.

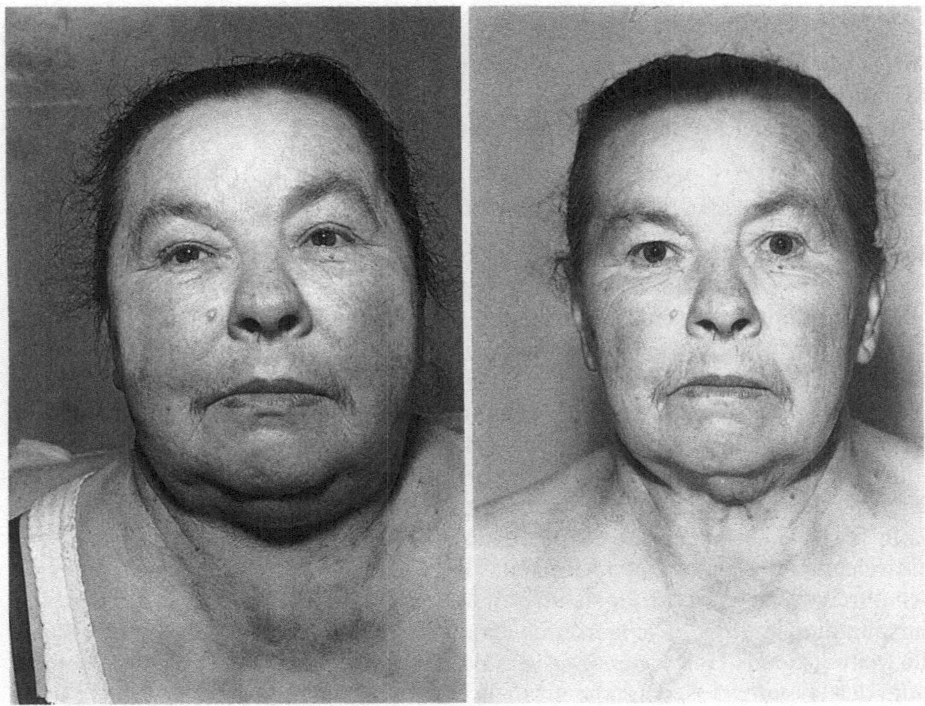

Abb. 13. Physiognomischer Befund bei Hypothyreose. *Links:* vor Therapie; *rechts:* nach Therapie

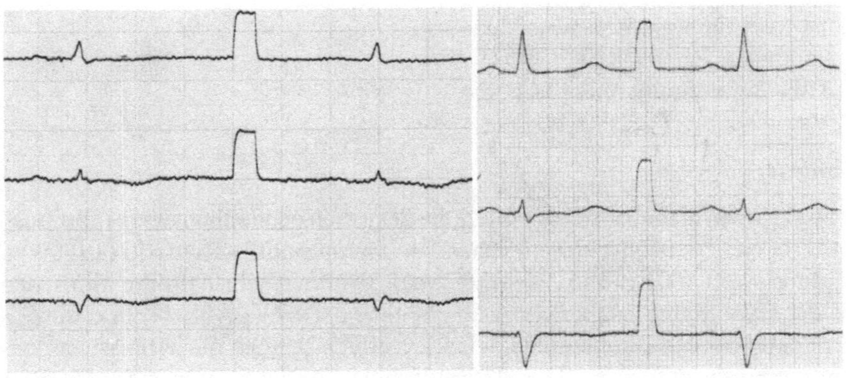

Abb. 14. EKG-Befund bei Hypothyreose. *Links:* vor Therapie: Niederspannung; *rechts:* 2 Monate nach Therapiebeginn: Normalspannung

- *Labor:* Hb 11,8 g%, Ery. $4,21 \cdot 10^6$ mm³. Serumeisen und Ferritin normal. Sämtliche übrige Laborparameter im Normbereich.
- *Technetiumszintigramm:* Schilddrüse normalgroß, jedoch mit schütterem Speicherungsmuster.

Korrigierte Diagnose

Thyreokardiopathie bei ausgeprägter idiopathisch-medikamentöser Hypothyreose (Myxödemherz).
Anamnestisch seit 15 Jahren bekannte primär-essentielle Hypertonie.

Kritische Wertung (diagnostische Fallgrube)

Wie nicht selten, so auch in diesem Beispiel Übersehen der schon im physiognomischen Aspekt (Abb. 13 links) sich aufdrängenden Zeichen einer Unterfunktion der Schilddrüse mit sich hieraus ergebenden allgemeinen und kardialen Symptomen. Dyspnoe sowie die „dicken Beine" verleiten zu der Fehlannahme einer Herzinsuffizienz, zumal bei Vorliegen einer möglichen Ursache (Hypertonie). Die Lithiumbehandlung der depressiven Verstimmungsneigung führte auf medikamentösem Wege zu einer Manifestation bzw. Verstärkung der erworbenen idiopathischen Hypothyreose, die bei Frauen und in diesem Lebensalter keineswegs eine Seltenheit darstellt. Sie hat ihren Manifestationsgipfel im 6.–7. Lebensjahrzehnt und wird dann leicht auch mit einem beginnenden Altersabbau verwechselt, was u. U. zur Einweisung in psychiatrische Kliniken führt. Die diagnostische Fallgrube ist gegeben durch das Übersehen der sichtbaren Körperprägungen zusammen mit der Niederspannung im EKG. Die hierdurch gefaßte Verdachtsdiagnose wird in der Praxis die weitergehende Hormonanalyse veranlassen, welche dann eine objektive Bestätigung der Hypothyreosediagnose ermöglicht.
Zur Vermeidung diagnostischer Fallgruben auf diesem Gebiet empfiehlt die Sektion Schilddrüse der Deutschen Gesellschaft für Endokrinologie den folgenden *diagnostischen Stufenplan:*
Stufe 1: Anamnese, körperliche und EKG-Untersuchung
Stufe 2: T4-Bestimmung im Serum
Stufe 3: Parameter für freies T4
Stufe 4: TSH-Bestimmung und TRH-Test

Therapeutische Folgerung

Die Richtigkeit der diagnostischen Annahme zeigt sich schließlich „ex juvantibus" in dem Erfolg einer zunächst einschleichenden *Therapie* mit L-Thyroxin (T4) bis zu einer Enddosis von 150 µg/Tag. Hierunter verschwanden sehr bald die klinischen Zeichen der Hypothyreose (Gesicht s. Abb. 13 rechts, EKG s. Abb. 14) und die Patientin erlangte ihr altes Temperament wieder, womit sich auch die depressiven Verstimmungszustände verloren. Der Hormonstatus normalisierte sich (T4-RIA 8,5 ng/dl, FT4-RIA 1,8 ng/dl). *Unbehandelt* kann die häufig auf einer chronischen Autoimmunthyreoiditis beruhende sog. idiopathische Form einer erworbenen Hypothyreose nach mehreren Jahren, ja noch bis zu 15 Jahren nach Beginn der Symptomatik, durch ein Myxödemkoma zum Tode führen.
Digitalis bedarf bei hypothyreoten Patienten einer besonders sorgsamen Dosierung, da Digoxin hier eine bis zu 50% längere Plasmahalbwertszeit erreicht.

2.3 Herzschmerzgesicht bei echter Angina pectoris

Frühere Anamnese

48jährige Patientin. Seit 15 Jahren starke Zigarettenraucherin (etwa 40 Stück/Tag). Infolge anstrengender Berufsbelastung aus Zeitmangel ungenügendes Körpertraining. In den letzten 4 Jahren wiederholt bei Aufregungen und Anstrengungen auftretendes Ziehen in der linken Brustseite, das als rheumatischer Muskelschmerz gedeutet wurde.

Jetzige Anamnese

Zunahme der Schmerzsensationen in der linken Thoraxseite, neuerdings auch hinter dem Brustbein. Anfälle von 2–15 min Dauer ohne Ausstrahlung des Schmerzbereiches, jedoch mit Angstgefühl. Auslösung durch psychische Belastung im Beruf, aber auch bei plötzlicher körperlicher Anstrengung und Hetze. Wegen des jüngeren Lebensalters der Patientin und eines normalen EKG-Befundes die Beschwerden bisher als nicht herzbedingte Thoraxschmerzen bei Halswirbelsäulensyndrom gedeutet und mit Massagen, Einreibungen und Impletol-Quaddelinjektionen, allerdings erfolglos, behandelt.

Bisherige Fehlbeurteilung

Thoraxmyalgien bei vertebragenem Zervikalsyndrom ohne Anhalt für echte Stenokardie. Nikotinabusus.

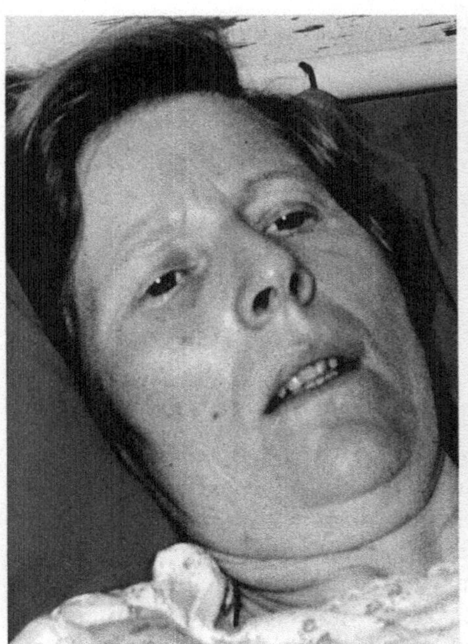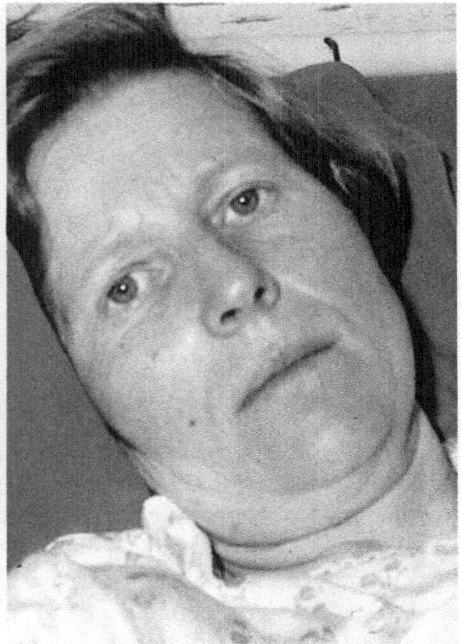

Abb. 15. Koronargesicht. *Links:* im Angina-pectoris-Anfall, *rechts:* nach dem Anfall

Wesentliche Befunde

– *Körperliche Untersuchung:* Im Anfall typische physiognomische Veränderungen vom Typ eines „Koronargesichtes" (Abb. 15 links) mit echter dramatischer Schmerzprägung und blasser Gesichtsfarbe nach Art der Adrenalinblässe. Nach Anfallsüberwindung Aspekt unauffällig (Abb. 15 rechts). Der Vergleich dieser beiden Phasen zeigt dem Erfahrenen auf den ersten Blick den Ernst der organisch-kardial bedingten Herzschmerzsituation. Größe 174 cm, Gewicht 87 kg.
– *Herzauskultation:* Unauffällig. Keine Arrhythmie. RR 140/90 mmHg, RP 84/min.
– *Lungenauskultation:* O. B.
– *Übriger Körperbefund:* O. B.

Apparative Zusatzdiagnostik

– *Ruhe-EKG* (Abb. 16 a): Normalbefund bei regelmäßigem Sinusrhythmus.
– *Belastungs-EKG* (Abb. 16 b–d): Auch bei Ausbelastung keine überzeugend pathologischen Veränderungen im Sinne einer Myokardischämie.
– *Toraxröntgenbild:* Herz und Lunge o. B.
– *Dipyridamol-(Persantin-) Test/*(Abb. 17): Pathologischer Befund mit Auslösung einer echten Stenokardie, die nach Euphyllin-Injektion 0,24 i. v. sofort unterbrochen werden konnte. Diagnostisch zuverlässiger Hinweis auf echte Angina pectoris bei koronarer Herzkrankheit.
– *Koronarangiographie:* Pathologischer Befund eines proximalen kompletten Verschlusses des Ramus circumflexus links.
– *Laborbefunde:* Cholesterin 370 mg%, Triglyzeride 275 mg%.

Korrigierte Diagnose

Echte Anfälle einer stabilen Belastungs-Angina-pectoris bei koronarer Herzkrankheit im jüngeren Erwachsenenalter.
Nikotinabusus, Streß, Bewegungsmangel, Hyperlipidämie und Übergewichtigkeit als Risikofaktoren.

Kritische Wertung (diagnostische Fallgrube)

Trotz der typischen Anamnese belastungsabhängiger Thoraxschmerzen bei einer starken Zigarettenraucherin ist die Diagnose einer echten Angina pectoris verfehlt worden, da das relativ jüngere Lebensalter der Patientin, ihr Wohlbefinden im Intervall und der normale EKG-Befund zur Fallgrube wurden. Die aspektmäßigen Veränderungen, insbesondere des Gesichtes während eines Anfalles mit der typischen Koronarphysiognomie, gaben – als erster Hinweis – die Veranlassung zu einer weitergehenden Diagnostik, die durch Persantintest und Koronarangiographie die koronare Herzkrankheit als Ursache der Schmerzanfälle bestätigen konnte.

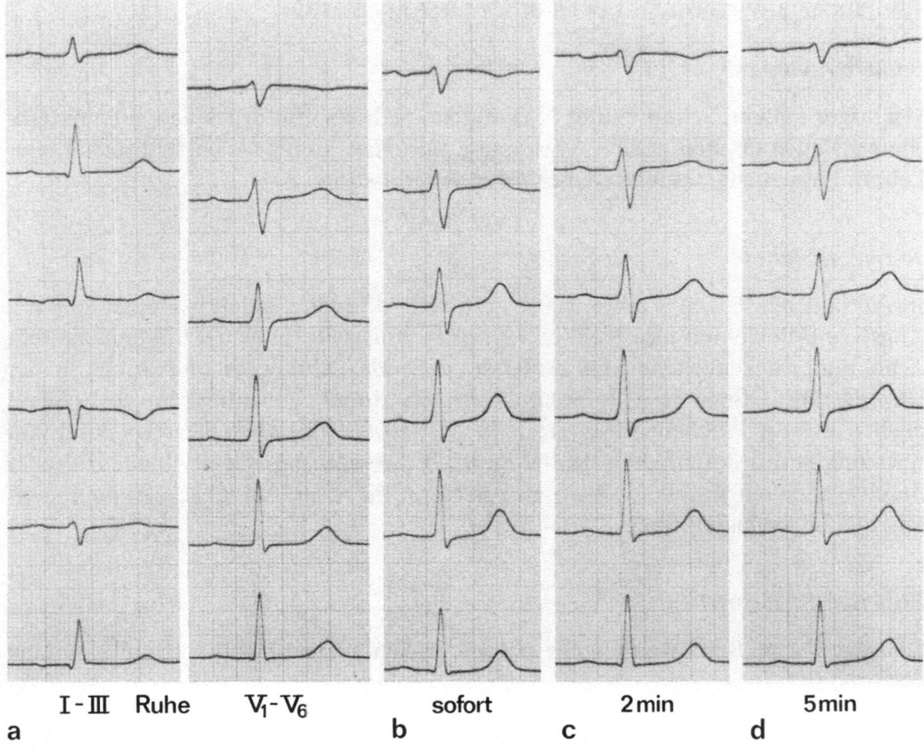

Abb. 16 a–d. Normalbefund im Ruhe- und Belastungs-EKG: *a* Ruhe, *b* sofort nach Belastung, *c* 2 min nach Belastung, *d* 5 min nach Belastung

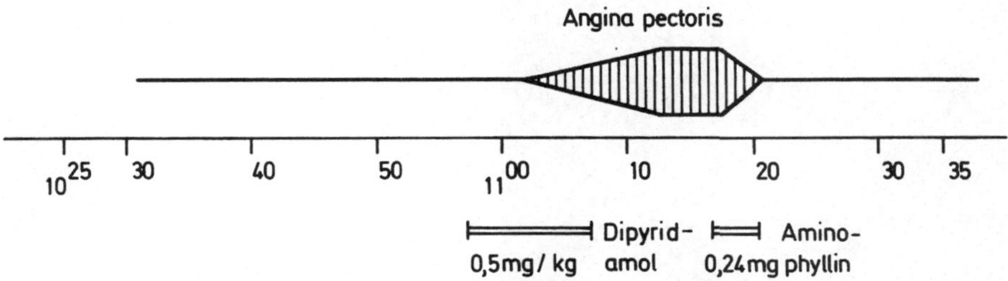

Abb. 17. Dipyridamoltest bei Stenokardie. Typischer Testablauf bei echter Angina pectoris. Noch während der Dipyridamolinjektion Auftreten starker Angina-pectoris-Beschwerden mit sofortiger Anfallsunterbrechung durch Aminophyllininjektion

Therapeutische Folgerungen

Statt erfolgloser Behandlung extrakardial-muskulärer Verspannungen: Medikamentöse Koronartherapie (Nitrate u. U. als Nitroderm-Pflaster, β-Blocker, Kalziumantagonisten, Corvaton usw.), Nikotinabstinenz. Anstreben einer koronaren Bypassoperation oder Ballonkatheter-Dilatation.

2.4 Herzschmerzgesicht bei funktioneller Dyskardie

Frühere Anamnese

31jähriger Patient. Schon immer Neigung zu niedriger Blutdrucklage, die mütterlicherseits auch familiär gehäuft vorkommt. Berufsausübung als teilzeitbeschäftigter Lehrer. Permanente familiäre Überforderungssituation.

Jetzige Anamnese

Im Verlauf der letzten 2 Jahre wiederholt, seit 2 Monaten gehäuft Herzanfälle mit Angst- und Beklemmungsgefühl in der linken Brustseite, nach der linken Schulter-, Arm- und Rückengegend ausstrahlende ziehende Schmerzen und Stiche in der Herzgegend. Öfters Herzstolpern. Auftreten dieser Herzattacken vorwiegend nachts und an Wochenenden. Deshalb wiederholt und auch jetzt wieder Inanspruchnahme des ärztlichen Notfalldienstes. Einweisung wegen stenokardischer Beschwerden mit Anfällen von Angina pectoris, die auch im EKG einen pathologischen Niederschlag finden.

Bisherige Fehlbeurteilung

Stenokardische Beschwerden mit pathologischem EKG-Befund (stabile Angina pectoris).

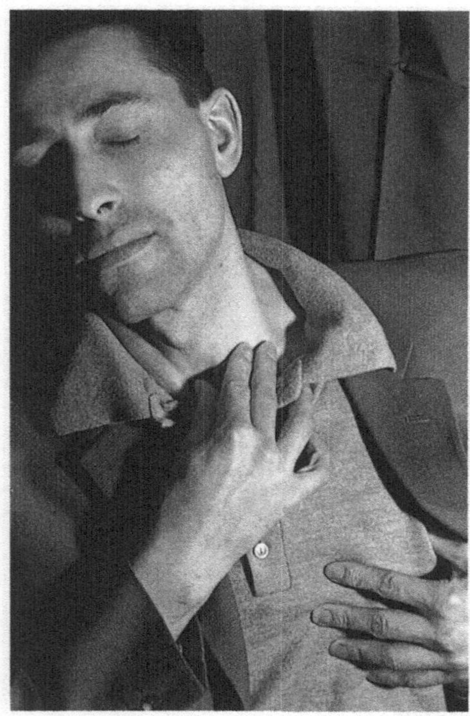

Abb. 18. Aspekt bei funktioneller Dyskardie mit äußerlich theatralischer Mimik und Gestik

Wesentliche Befunde

- *Körperliche Untersuchung:* 31jähriger Patient. Blasse Gesichtsfarbe und halonierte Augen. Größe 172 cm, Gewicht 69 kg. Keine kardialen Dekompensationserscheinungen. Deprimierter Gesichtsausdruck. Während eines „Herzanfalles" äußerlich-theatralische Gestik, begleitet von blumenreichem Wortschwall zur Schilderung der Herzsensationen (Abb. 18). Dabei Pulsfrequenzsteigerung auf 105/min. RR 135/90 mmHg. Herzaktion regelmäßig beschleunigt ohne Extrasystolen oder sonstige Arrhythmie. Bei der Herzauskultation Spaltung des I. Herztones. Keine sonstigen Extratöne oder Herzgeräusche. Lunge auskultatorisch o. B. Abdomen und übriger Körperbefund unauffällig.

Apparative Zusatzdiagnostik

- *Ruhe-* (Abb. 19) *und Belastungs-EKG* (5 min Radfahren, 120 W): Regelmäßige Sinustachykardie. Zeichen einer gesteigerten Sympathikotonie ohne organpathologische Veränderungen. Auch im Belastungs-EKG kein Hinweis auf myokardiale Ischämiereaktion.
- *EKG-β-Blocker-Test* (Abb. 20): Ausgleich der sympathikotonen Imprägnation innerhalb von 1 h.
- *Thoraxröntgenbild:* Lunge und Herz o. B.
- *Labor:* Keine Abweichungen von der Norm. Schilddrüsentests o. B.

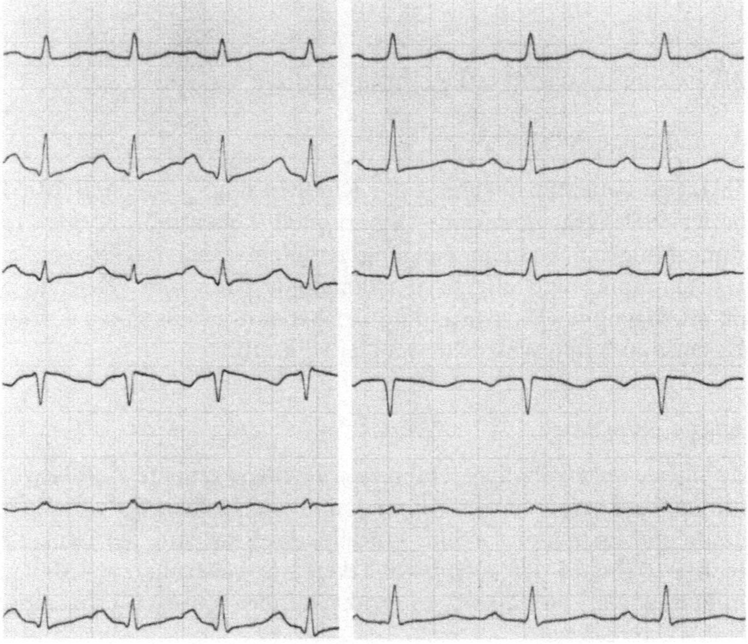

Abb. 19 (Links). Sympathikotonie-EKG bei funktioneller Dyskardie

Abb. 20 (Rechts). Befundnormalisierung im EKG nach β-Blocker-Test

Korrigierte Diagnose

Funktionell-sympathikotone Herzanfälle mit vegetativer Dyskardie. Für eine organische Herzerkrankung mit echter Stenokardie kein Anhalt.

Kritische Wertung (diagnostische Fallgrube)

Als Leitsymptom für die Primärdiagnostik der scheinbaren Herzanfälle bietet sich dem zuerst hinzugezogenen Arzt eine für die Aspekterfassung eindrucksvolle Gesamtsituation und Physiognomie bei unserem Patienten im noch jüngeren Erwachsenenalter mit seiner Extrovertiertheit und äußerlich-oberflächlichen Theatralik, die jede innere Dramatik vermissen läßt (Abb. 18). Die weitergehende objektive Diagnostik bestätigt diese funktionell-vegetative Auffassung der den Patienten im subjektiven Erleben sichtlich stark beeindruckenden Herzattacken. Sie deckt v. a. durch die EKG-Analyse mit dem β-Blocker-Test eine vegetative Dystonie mit Steigerung der Sympathikotonie – erklärbar aus konstitutioneller Grundstruktur („Webfehler") und zusätzlicher Überlastungssituation („laufende Masche") – als Ursache dieser vegetativ-psychischen Gleichgewichtsstörung auf mit ihren Entladungen in Form v. a. nächtlicher Herzanfälle.

Therapeutische Folgerung

Keine medikamentöse Koronartherapie. Vielmehr ärztlich-psychotherapeutische Führung. Evtl. Sedativa oder Tranquilizer. Nach Möglichkeit Behebung der chronischen psychischen Überlastungssituation.

2.5 Atemnotgesicht bei Asthma cardiale

Frühere Anamnese

56jährige Patientin. Während der Kindheit häufig Anginen. Mit 16 Jahren fieberhafter Gelenkrheumatismus. Bis zum 40. Lebensjahr normale körperliche Leistungsfähigkeit. Seitdem Neigung zu allergischen Reaktionen, wie Nesselsucht, Heuschnupfen und allergisch-asthmatoide Bronchitis. Deshalb mehrfach Kuren im Hochgebirge (Davos) und an der See mit jeweils guten Erfolgen. Wiederholte Desensibilisierungsversuche weniger wirksam.

Jetzige Anamnese

Zu bisher ungewöhnlicher Jahreszeit (Winter) erneute Anfälle von Atembehinderung mit ausgesprochenen Atemnotanfällen: Kurzatmigkeit mit beschleunigter Atmung und Erstickungsgefühl. Auffallender Rückgang der Urinausscheidung. Kein Pfeifen während der Atemnotattacken wie bei früheren Anfällen, eher Brodeln. Einweisung als Notfall wegen rezidivierender spastisch-bronchitischer Anfälle mit Status asthmaticus.

Bisherige Fehlbeurteilung

Atemnotanfall bei Status asthmaticus.

Wesentliche Befunde

– *Körperliche Untersuchung:* 56jährige Patientin in akut-bedrohlichem Allgemeinzustand durch hochgradige Kurzatmigkeit mit erheblicher motorischer Unruhe und dem Bedürfnis, im Bett aufrecht zu sitzen und sich auf die Arme aufzustützen. Durch Ruhedyspnoe und Angst gequälter Gesichtsausdruck (Abb. 21). Deutliche Lippenzyanose. Atmung beschleunigt, oberflächlich. RR 210/ 60 mmHg, RP 126/min, unregelmäßig. Keine Halsvenenstauung oder Beinödeme.
– *Herzauskultation:* Sofern trotz der tachykarden Arrhythmie und der Überlagerung durch Atemgeräusch ausreichend sicher erkennbar, folgt dem II. Herzton unmittelbar ein leises diastolisches Geräusch von gießendem Klangcharakter, das am deutlichsten im Sitzen hörbar ist.
– *Lungenauskultation:* Über beiden Mittel- und Unterfeldern seitengleich während der Inspiration reichlich ohrferne kleinblasige Rasselgeräusche bei beschleunigter und inspiratorisch erschwerter Atmung. Perkutorisch keine Dämpfung.
– *Abdomen:* Verstärkte meteoristische Tympanie. Leber weder perkutorisch noch palpatorisch oder auskultatorisch vergrößert.
Übriger Körperbefund ohne wesentliche Auffälligkeiten.

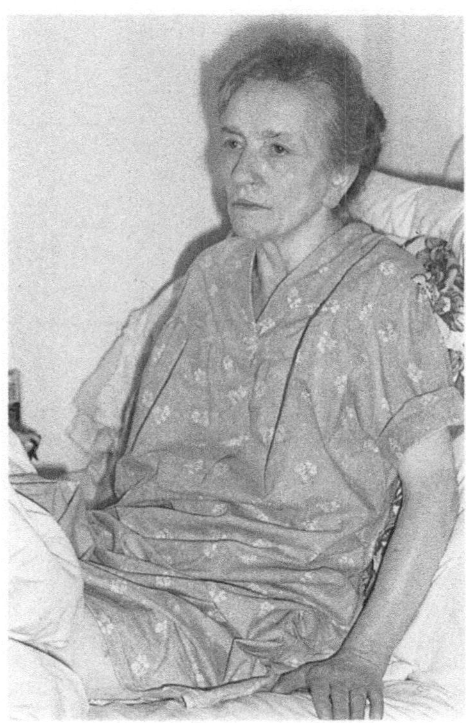

Abb. 21. Aspekt bei Asthma cardiale

Apparative Zusatzdiagnostik

- *Ruhe-EKG* (Abb. 22 oben): Tachykarde Form einer absoluten Kammerarrhythmie infolge Vorhofflimmerns. Frequenz 90–150/min. Linkshypertrophie-EKG.
- *PKG* (Abb. 22 unten) über S_3: Systolisches Begleitgeräusch. Über S_3 und S_5 diastolisches Sofortgeräusch von hoher Frequenz und geringer Amplitude mit gleichmäßigem Dekreszendo (Aortenklappeninsuffizienz).
- *Thoraxröntgenbild* (Abb. 23 oben): Linksverbreiterung des Herzens mit Hypertrophie und Dilatation des linken Ventrikels, Dilatation des linken Vorhofes. Verbreiterung und verstärkte Pulsation der Aorta ascendens. Hilus und Hilusausstrahlung deutlich verbreitert im Sinne eines kardiogenen Stauungshilus. Lunge diffus milchig eingetrübt als Zeichen eines kardiogenen Lungenödems.
- *Echokardiogramm:* Pathognomonischer Befund bei Aorteninsuffizienz.

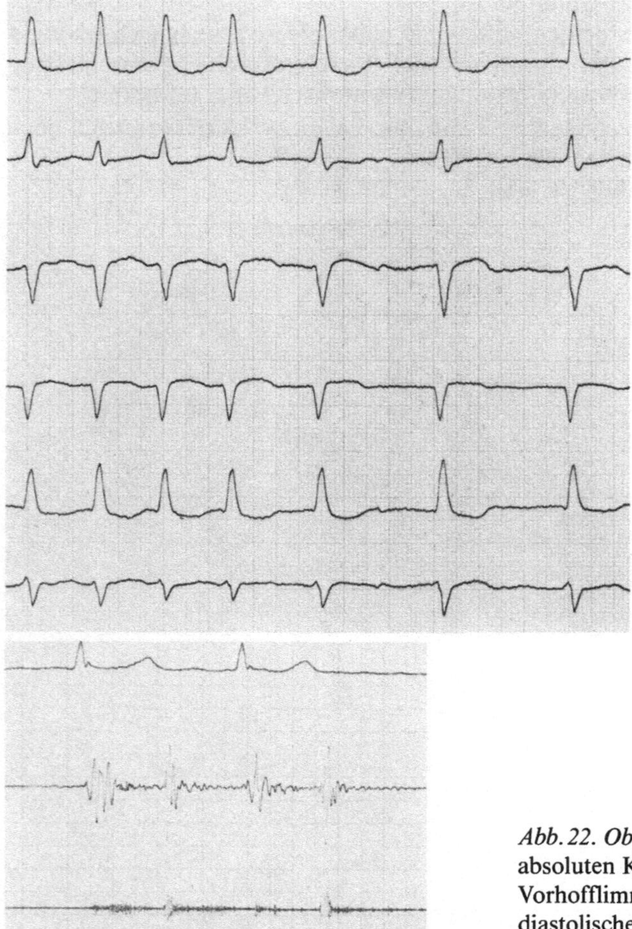

Abb. 22. Oben: Tachykarde Form einer absoluten Kammerarrhythmie infolge Vorhofflimmerns. *Unten:* PKG: diastolisches Sofortgeräusch bei Aorteninsuffizienz. Absolute Flimmerarrhythmie

– *Laborbefunde:* Einschließlich Luesreaktionen und Rheumafaktoren ohne wesentliche Abweichungen von der Norm.

Korrigierte Diagnose

Akuter Atemnotanfall infolge kardiogenen Lungenödems.
Linksinsuffizienz des Herzens bei dekompensierter Aorteninsuffizienz rheumatischer Genese.
Anamnestisch allergische Diathese mit gelegentlicher spastisch-asthmatoider Bronchitis ohne Anhalt für einen jetzt bestehenden Status asthmaticus.

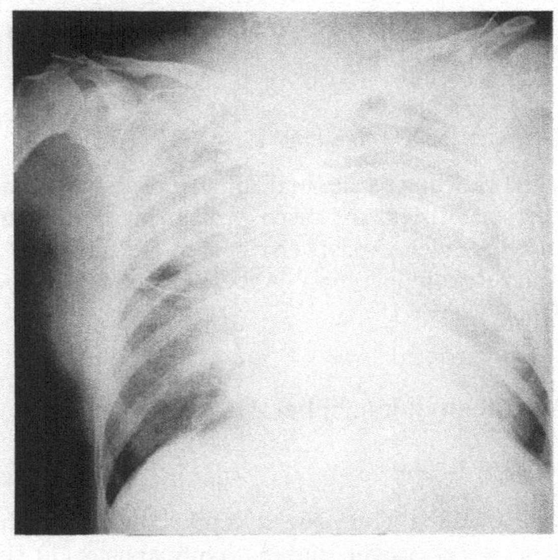
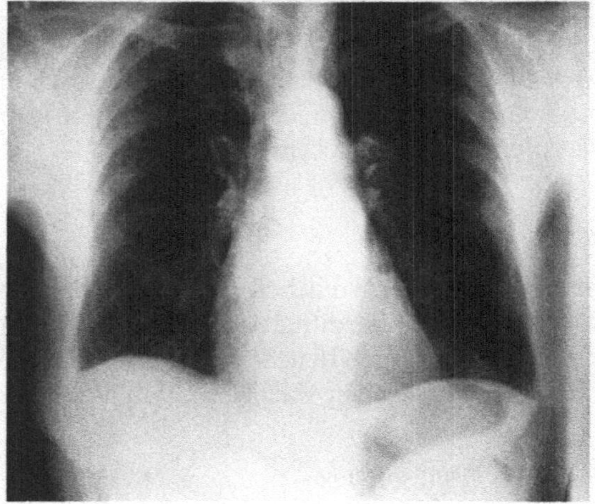

Abb. 23. Thoraxröntgenbild bei kardiogenem Lungenödem. *Oben:* vor Therapie; *unten:* nach Therapie. (Aufnahmen: Chefarzt Dr. Kratz, Kreiskrankenhaus Main-Taunus, Bad Soden)

Kritische Wertung (diagnostische Fallgrube)

Die diagnostische Irreleitung liegt in diesem Beispiel in der anamnestischen Angabe früher wiederholt aufgetretener bronchialasthmatoider Attaken bei bekannter Allergiedisposition. Nur zu leicht führt dies zu der primärdiagnostischen Fallgrube, alle Atembeschwerden als pulmonal-respiratorisch bedingt – bei unserer Patientin als Status asthmaticus – aufzufassen. Die auffallende tachykarde Arrhythmie, eine ausgeprägte Orthopnoe, die in-(und nicht ex-)spiratorische Dyspnoe sowie der Lungenauskultationsbefund hätten ohne weitere aufwendige diagnostische Hilfen die primärdiagnostische Aufmerksamkeit auf das Herz lenken sollen. Hier konnte neben der weiten Blutdruckamplitude bereits der Befund eines diastolischen Sofortgeräusches bei sorgfältig-geduldiger Herzauskultation eine dekompensierte Aorteninsuffizienz als Ursache der akut bedrohlichen Atemnotsituation vermuten lassen. Die apparative Zusatzdiagnostik bestätigt dann diese primärdiagnostische Annahme (Abb. 23).

Therapeutische Folgerung

Statt broncholytischer und antiallergischer Maßnahmen Notfalltherapie der akuten Linksinsuffizienz mit rasch wirkendem Diuretikum als i. v.-Injektion (z. B. Lasix in ausreichender Dosis), erst später Herzglykosid. Sedativa (Valium, Morphium). Nach Rekompensation (Abb. 23 unten) Indikationsüberprüfung zum Aortenklappenersatz.

2.6 Atemnotgesicht bei Asthma bronchiale

Frühere Anamnese

Mit 16 Jahren akute Nierenkrankheit (Pyelonephritis? Glomerulonephritis?). Seit dem 20. Lebensjahr starker Nikotinabusus (30 Zigaretten/Tag). Vor 10 Jahren bei dem jetzt 51jährigen Patienten erstmals erhöhter Blutdruck festgestellt. Deshalb mit Unterbrechung antihypertone Medikation. Allergische Reaktionen mit Überempfindlichkeit u. a. gegen Salizylsäure, Hausstaub und Pferdeuringeruch seit 6 Jahren bekannt. Je nach entsprechender Exposition Anfälle von Atemnot mit Steigerung bis zu Erstickungsattacken.

Jetzige Anamnese

Im Zusammenhang mit beruflichem Ärger und familiärer Konfliktsituation seit 4 Wochen kaum beeinflußbare Blutdruckerhöhung bis 230/120 mmHg. Zunehmende Atembeschwerden. Seit 2 Tagen erhebliche Steigerung mit Erstickungsanfällen in der vergangenen Nacht. Deshalb Notfalleinweisung.

Bisherige Fehlbeurteilung

Akute Linksinsuffizienz mit Lungenödem bei anamnestisch seit 10 Jahren bekannter Hypertonie (renaler Genese?).

Wesentliche Befunde

- *Körperliche Untersuchung:* Durch erhebliche Ruhedyspnoe stark beeinträchtigter Allgemeinzustand des aufrecht sitzenden und nach Atem ringenden 51jährigen Patienten. Hörbar verlängertes und erschwertes Exspirium mit Giemen und Pfeifen. Blasse Gesichtsfarbe ohne Lippenzyanose, durch Atemnot gequälter Gesichtsausdruck mit zahlreichen Querfalten der Stirnhaut und Schweißperlen (Abb. 24). Verstärkte konjunktivale Gefäßinjektion („Bernhardineraugen"). Symmetrisch ausgebildete Emphysempolster in den Supraklavikulargruben beiderseits. Keine Halsvenenstauung. Keine Beinödeme. RP 110/min, RR 105/70 mmHg.
- *Herzauskultation:* Herzaktion regelmäßig beschleunigt. Herztöne leise. Keine pathologischen Extratöne oder Herzgeräusche.
- *Lungenauskultation:* Hypersonorer Klopfschall ohne Dämpfung. Nur geringe Atemverschieblichkeit der unteren Lungengrenzen. Verlängertes Exspirium mit lautem Giemen, Pfeifen und grob- bis mittelblasigen trockenen Rasselgeräuschen.
- *Abdomen:* Durch Meteorismus vorgetrieben mit verstärkter Tympanie. Leber nicht vergrößert. Hepatojugulärer Reflux negativ.
  Unterschenkelvarizen beiderseits.

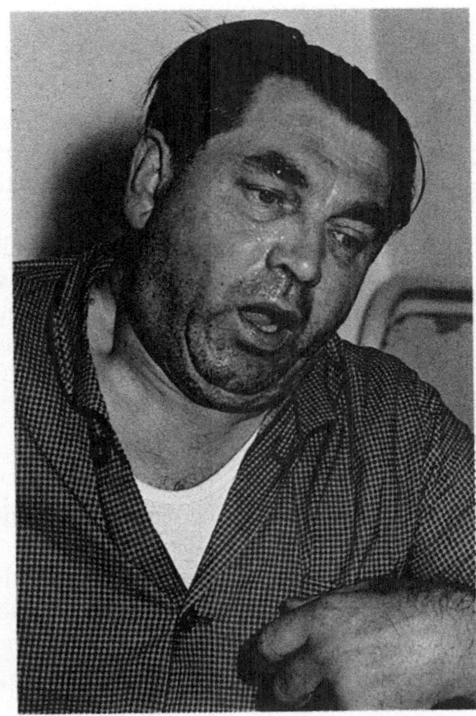

Abb. 24. Aspekt bei Asthma bronchiale
(Status asthmaticus)

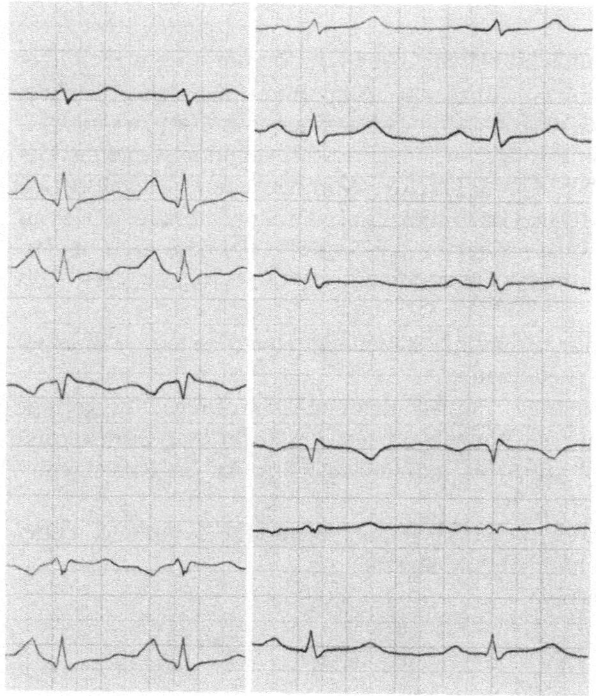

Abb. 25. EKG bei Asthma
bronchiale. *Links:* Im Status
asthmaticus: akutes Cor
pulmonale; *rechts:* im Intervall

Apparative Zusatzdiagnostik

– *Ruhe-EKG im Anfall* (Abb. 25 links): Regelmäßige Sinustachykardie (120/min).
Rechtstyp. P-dextroatriale, im Anfall wesentlich stärker ausgebildet als bei späterer Kontrolle im Intervall (Abb. 25 rechts).
– *Vitalographie:* Pathologischer Befund einer pulmonal-respiratorischen Insuffizienz mit Verminderung der Vitalkapazität auf 0,8.
– *Thoraxröntgenbild:* Mittelständiges, schmales Herz mit Steilstellung der Herzachse. Vermehrter Luftgehalt der Lunge mit Zwerchfelltiefstand beiderseits ohne Infiltration. Symmetrische Hilusverdichtung.
– *Laborbefunde:* Polyglobulie (Hb 17,3 g%, Ery. 7,4 Mill.). BSG 1/3 mm n. W.

Korrigierte Diagnose

Akuter Atemnotanfall bei spastisch-asthmatoider Bronchitis mit Status asthmaticus.
Vorbestehende chronische pulmonal-respiratorische Insuffizienz infolge von chronischem Lungenemphysem auf dem Boden einer chronisch-rezidivierenden allergisch-spastischen Bronchitis.
Anamnestisch seit 10 Jahren bekannte Hypertonie, jetzt jedoch ohne Befund einer Linksinsuffizienz des Herzens.

Kritische Wertung (diagnostische Fallgrube)

Die diagnostische Fallgrube bildet hier die Hypertonie, die irrtümlich i.S. einer akuten Dekompensation mit Ausbildung einer Linksinsuffizienz als Ursache des plötzlichen Atemnotanfalles von akut-bedrohlichem Charakter angenommen wurde. Vermeidbar ist dieser primärdiagnostische Irrweg durch Beachtung der anamnestisch ebenfalls berichteten Neigung zu allergisch ausgelösten Erstickungsanfällen, wiederholt aufgetreten in den letzten 6 Jahren. Weitere Hilfen gibt die Aspektbeurteilung mit den Zeichen des Lungenemphysems (Emphysempolster, Bernhardineraugen, Physiognomie). Schließlich der eindeutige Lungenauskultationsbefund eines spastischen Exspiriums bei deutlichen Emphysemzeichen. Das pathologische Anfalls-EKG mit Rückbildung der pathologischen Veränderungen eines P-dextroatriale im Intervall (Abb. 25), Röntgen- und Laborbefunde ergänzen als weitere objektive Parameter die korrigierte Diagnose.

Therapeutische Folgerung

Statt Maßnahmen zur Rekompensation einer akuten Linksinsuffizienz broncholytische Therapie (Euphyllininfusionen, Valium, Kortison). Später diagnostische Analyse der vorbestehenden Hypertonie.

2.7 Atemnotgesicht bei funktioneller Atembeklemmung

Frühere Anamnese

Bereits seit Kindheit gesteigerte psychische Sensibilität bei der jetzt 28jährigen Patientin. Neigung zu niedriger Blutdrucklage. Keine ernsteren Erkrankungen. Verheiratet, 2 Kinder. Familiäre Problemsituation mit den im selben Hause wohnenden Schwiegereltern. Bei hierdurch ausgelösten Aufregungen wiederholt Atemnotanfälle aufgetreten.

Jetzige Anamnese

Im letzten halben Jahr gehäuft Atemnotanfälle mit dem subjektiv bedrohlichen Empfinden, nicht genug Luft einatmen zu können. Dabei Angst und Herzjagen. Heute nacht erneutes Auftreten eines derartigen Anfallereignisses nach familiärer Aussprache am Vorabend. Notfalleinweisung als Status asthmaticus.

Bisherige Fehlbeurteilung

Status asthmaticus bei chronisch-rezidivierenden Atemnotanfällen infolge spastisch-asthmatoider Bronchitis.

Wesentliche Befunde

– *Körperliche Untersuchung:* 28jährige Patientin in starkem Erregungszustand. Beschleunigte und vertiefte Atmung vom Typ einer Hyperventilation ohne hörbares

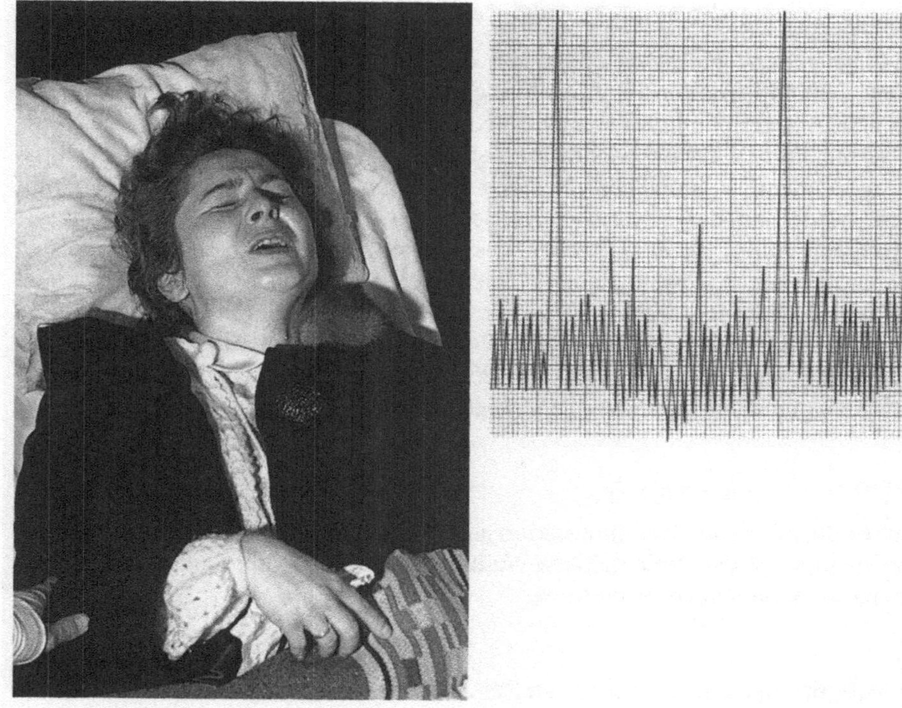

Abb. 26 (Links). Aspekt bei funktioneller pulmonaler Dystonie (hyperventilatorische „Seufzerkrankheit")

Abb. 27 (Rechts). Pneumotachogramm bei Seufzeratmung

Pfeifen oder Giemen. Theatralisch-extrovertierter Gesichtsausdruck und Gesamtaspekt (Abb. 26). In die hyperventilatorisch veränderte Respiration sind in unregelmäßigen Abständen besonders vertiefte Inspirationen eingestreut (Abb. 27), die von auffallenden Atembewegungen mit weit geöffnetem Mund („Karpfenmaulatmung") begleitet werden.

- *Herzauskultation:* Regelmäßig beschleunigte Herzaktion (110/min). Betonter I. Herzton. Keine pathologischen Geräusche oder Extratöne. RR 120/80 mmHg).
- *Lungenauskultation:* Beschleunigte Atmung mit reinem Vesikuläratmen. In- und Exspirium etwa gleichlang. Kein spastisches Exspirium. Perkutorisch ohne Auffälligkeiten.
- *Übriger körperlicher Untersuchungsbefund:* Ohne zusätzliche Gesichtspunkte.

Apparative Zusatzdiagnostik

- *EKG* (Abb. 28): Regelmäßige Sinustachykardie. Sympathikotonie-EKG ohne organpathologische Veränderungen.
- *Thoraxröntgenbild:* Mittelständiges Herz mit steilgestellter Herzachse. Lunge o. B.

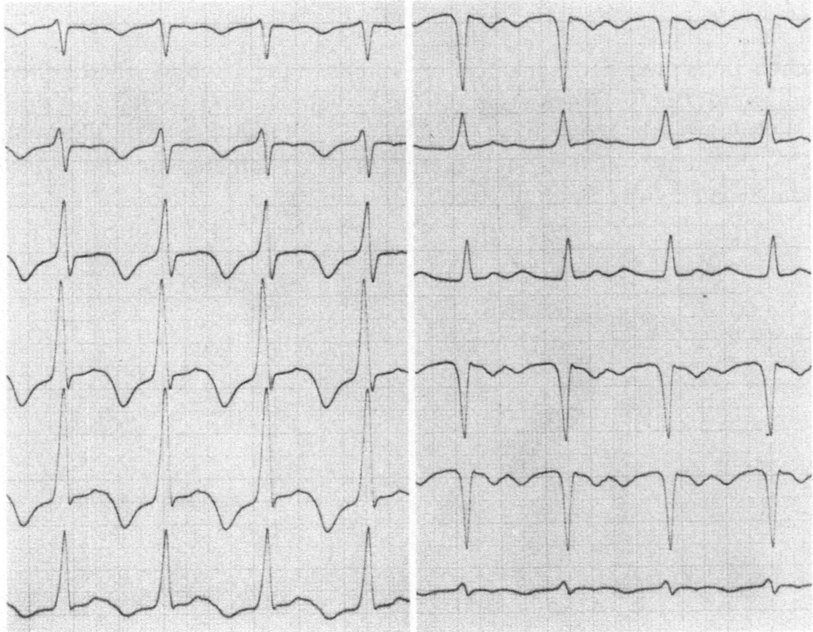

Abb. 28. Sympathikotonie-EKG im Hyperventilationsanfall

- *Pneumotachogramm* (Abb. 27): Pathologischer Befund bei Seufzerkrankheit mit Hyperventilation.
- *Vitalographie:* Im Anfall technisch nicht durchführbar. Im Intervall Normalbefund mit 3,5 l VK.
- *Labor:* Einschließlich Serumkalzium (4,9 mval) ohne Abweichungen von der Norm.

Korrigierte Diagnose

Hyperventilationsanfall bei vegetativ-nervösem Atemsyndrom („Seufzerkrankheit", pulmonale Dystonie) als psychosomatisches Äquivalent einer chronischen familiären Konfliktsituation. Für ein Asthma bronchiale kein Anhalt.

Kritische Wertung (diagnostische Fallgrube)

Die – wie auch in unserem Beispiel – nicht selten verfehlte primärdiagnostische Unterscheidung eines spastisch-asthmatoiden Atemnotanfalles von einer hyperventilatorischen Atembeklemmung ist v. a. durch die Krankenbeobachtung und die Lungenauskultation möglich. Im ersteren Falle verlängertes Exspirium mit spastischen Nebengeräuschen, die meist bereits auf Entfernung hörbar sind. Bei der pulmonalen Dystonie dagegen die typische Karpfenmaulatmung mit hyperventilatorischer Atembeklemmung und dem Gefühl, nicht richtig durchatmen zu können („als ob ein Korsett die Brust beengt").

Therapeutische Folgerung

Zur raschen Behebung der Akutsituation Tütenatmung (Abb. 2): Plastiktüte auf Nase und Mund; für 30–60 s in diese aus- und einatmen. Im Intervall und zur Anfallsprophylaxe: Nach Möglichkeit Behebung der familiären Konfliktsituation (räumliche Trennung von den Schwiegereltern). Psychotherapeutische Führung. Evtl. initial Sedativa oder Tranquilizer.

3 Pulspalpation

3.1 Respiratorische Sinusarrhythmie

Frühere Anamnese

Außer gelegentlichen Erkältungsinfekten bisher keine ernstlichen Erkrankungen.

Jetzige Anamnese

Anläßlich einer schulärztlichen Untersuchung wurde bei dem jetzt 13jährigen Mädchen eine Unregelmäßigkeit der Herztätigkeit festgestellt. Unter dem Verdacht auf einen angeborenen Herzfehler (Vorhofseptumdefekt) mit pathologischer Rhythmusstörung Rat zu weitergehender kardiologischer Befundüberprüfung.

Bisherige Fehlbeurteilung

Pathologische Arrhythmie (gehäufte Extrasystolie) bei angeborener Angiokardiopathie (Vorhofseptumdefekt).

Wesentliche Befunde

- *Körperliche Untersuchung:* Altersentsprechende körperliche Entwicklungsstufe bei leptosomem Körperbautyp („Wachstumsleptosomie" während der zweiten Streckung). RR im Liegen 120/80, im Stehen 115/85 mmHg.
- *Pulsfüllung:* Inspiratorisch abnehmend, exspiratorisch zunehmend.
- *Herauskultation:* Arrhythmische Herzaktion in Abhängigkeit von der Atmung: Inspiratorische Beschleunigung, exspiratorische Verlangsamung in regelmäßiger Wiederkehr. Zusätzlich ein akzidentelles protosystolisches Geräusch, das nur im Liegen hörbar ist und im Stehen verschwindet.
- *Lunge:* Auskultatorisch o.B. Auch sonst bei der körperlichen Untersuchung keine zusätzlichen Besonderheiten.

Apparative Zusatzdiagnostik

- *Ruhe-EKG* (Abb.29): Atemsynchroner Frequenzwechsel. Regelmäßig sich wiederholende Arrhythmie in Abhängigkeit von der Atmung im Sinne einer sog. regelmäßigen respiratorischen Sinusarrhythmie mit inspiratorischer Beschleunigung und exspiratorischer Verlangsamung der Herzfrequenz. Bei tiefer Inspira-

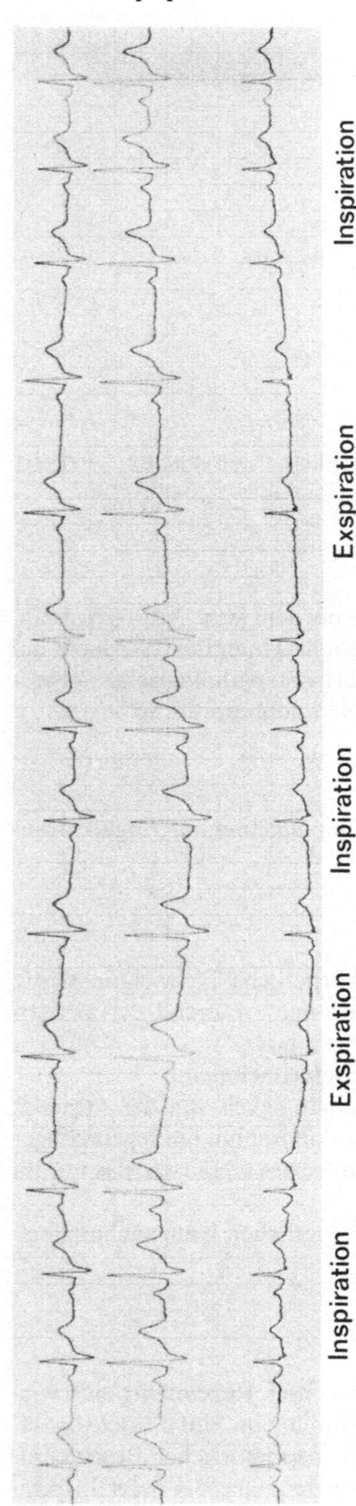

Abb. 29. Respiratorische Sinusarrhythmie (Abl. I–III)

tion Verkürzung der RR-Abstände mit Amplitudenzunahme der P-Zacken. Bei tiefer Exspiration umgekehrtes Verhalten.
- *Herzschall:* Protosystolisch mittelfrequentes Geräusch mäßiger Amplitude. Bestimmend für die Beurteilung als klinisch bedeutungsloses, funktionell-akzidentelles Geräusch ist seine Abhängigkeit von der Körperlage: Im Liegen deutlich, im Stehen nicht mehr nachweisbar (vgl. S. 70, Abb. 46).
- *Röntgenologisch:* Herz und Lunge o. B.
Ebenso Normalbefund im Echokardiogramm.

Korrigierte Diagnose

Altersphysiologische respiratorische Sinusarrhythmie bei klinisch gesundem Herzen.

Kritische Wertung (diagnostische Fallgrube)

Die respiratorische Sinusarrhythmie führt immer wieder, besonders bei Jugendlichen, zu der Fehlinterpretation als organpathologische Rhythmusstörung, wenn nicht ihre ausgesprochene Abhängigkeit von der Atmung beachtet wird. Besteht zugleich – wie sehr häufig – ein akzidentelles systolisches Geräusch, so liegt die irrige Annahme eines angeborenen oder erworbenen Ventildefektes im Herzen als Ursache der vermeintlich pathologischen Herzrhythmusstörung als zusätzliche Fallgrube nahe.
Die im Kindes- und Jugendalter häufige respiratorische Arrhythmie ist Hinweis auf eine gute Funktion des biologischen Reglersystems mit elastischer Anpassung der Herzfrequenz an das wechselnde venöse Blutangebot an das Herz. Die Inspiration erzeugt einen erhöhten negativen intrathorakalen Druck. Dadurch wird ein vergrößertes vernöses Blutvolumen in den Intrathorakalraum angesaugt. Somit nimmt das venöse Blutangebot zu, und die Sinusfrequenz steigt. Während der Exspiration nimmt umgekehrt der venöse Rückstrom zum Herzen ab, und dadurch sinkt die Sinusfrequenz.

Therapeutische Folgerungen

Die regelmäßige respiratorische Sinusarrhythmie stellt einen physiologischen Vorgang dar mit besonders deutlicher Ausbildung bei Kindern und Jugendlichen. Sie ist das Zeichen für ein gutes, d. h. rasch adaptationsfähiges Reglersystem. Ihr Fehlen ist eher für abnorm anzusehen als ihr Vorhandensein. Dies gilt v. a. bei Jüngeren. Eine „Therapie" ist daher nicht nur entbehrlich, sondern zur Vermeidung iatrogener Herzkrüppel absolut kontraindiziert. Allenfalls Aufklärung und psychische Beruhigung des Patienten bzw. seiner Eltern.

3.2 Scheinbar regelmäßiger Puls bei Vorhofflattern

Frühere Anamnese

Bisher keine ernstlichen Erkrankungen. Seit jeher Nichtraucher. Alkohol nur gelegentlich. Vor 2 Jahren erstmals erhöhte Blutdruckwerte (RR 210/140 mmHg). In den letzten 3 Monaten unter antihypertoner Medikation RR ziemlich konstant um 130/80 mmHg. Keine familiäre Hypertoniebelastung. Beruflich aufregende Tätigkeit als Fahrlehrer.

Jetzige Anamnese

Bei dem 55jährigen Patienten seit etwa 1½ Jahren anfallsweise auftretendes Unruhegefühl am Herzen mit Beschleunigung des Pulses auf etwa 110/min ohne Angstgefühl. Unregelmäßigkeit in der Herztätigkeit wird nur gelegentlich und nur beim Liegen auf der linken Seite im Ohr wahrgenommen. Keine Herzschmerzen oder sonstigen Sensationen in der Herzgegend. Bei wiederholten Untersuchungen durch den Hausarzt seien der Puls und das Herz immer normal und regelmäßig gewesen, so daß eine Erklärung für die genannten Beschwerden bisher fehlt. Derzeitige Medikation: Antihypertonika und Digoxin 0,2.

Bisherige Fehlbeurteilung

Vegetativ-nervös bedingte Herzsensation bei regelmäßig-normalem Herzrhythmus. Medikamentös ausgeglichene primär-essentielle Hypertonie.

Wesentliche Befunde

- *Körperliche Untersuchung:* Gesamteindruck, Aspekt und Verhaltensweise unauffällig. Keine kardiogenen Dekompensationszeichen.
- *Herzauskultation:* Regelmäßige Herzaktionen bei beschleunigter Minutenfrequenz (110/min). Breite Spaltung des I. Herztons. Keine pathologischen Herzgeräusche. Keine verstärkt pathologische Akzentuation des II. Aortentones. Herzspitzenstoß nicht hebend. RR im Liegen 145/95 mmHg, RP 110/min, regelmäßig.
- *Lungenauskultation:* O. B.
  Leber nicht vergrößert.
  Keine Halsvenenstauung. Keine Beinödeme.

Apparative Zusatzdiagnostik

- *Ruhe-EKG* (Abb. 30): Regelmäßige Kammertachykardie mit einer Minutenfrequenz von 105 Aktionen bei Vorhofflattern mit regelmäßigem Blockierungsverhältnis 2:1. Die Flatterwellen in Abb. I, II und in den Goldberger-Ableitungen deutlich erkennbar.
- *Thoraxröntgenbild:* Geringe Hypertrophie des linken Herzens. Keine Zeichen einer kardiogenen Lungenstauung.

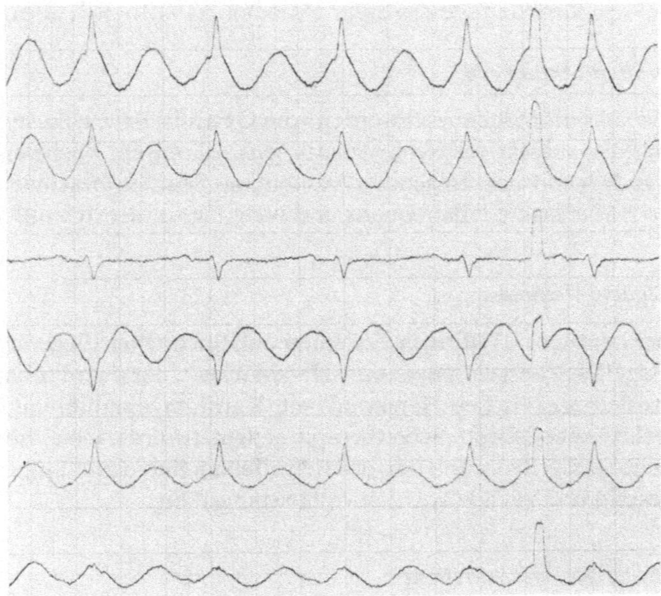

Abb. 30. Vorhofflattern mit 2:1-Überleitung (Abl. I–III und Goldberger)

Korrigierte Diagnose

Organisch bedingte Herzrhythmusstörung vom Typ einer regelmäßigen Kammertachykardie infolge Vorhofflatterns mit regelmäßiger Blockierung 2:1 bei anamnestisch primär-essentieller Hypertonie.

Kritische Wertung (diagnostische Fallgrube)

Die zu Recht von dem Patienten geklagten Herzbeschwerden durch das zeitweilige
Auftreten einer beschleunigten und gelegentlich auch unregelmäßigen Herzaktion
läßt sich weder am Puls noch bei der Herzauskultation in ihrer wahren Ursache
aufdecken und muß daher ohne Zuhilfenahme einer zusätzlichen EKG-Untersuchung unerkannt bleiben. Auf eine EKG-Kontrolle war aber aus „kassenwirtschaft-
lichen“ Gründen bis dahin verzichtet worden angesichts des bei Herzauskultation
und Pulsprüfung stets regelmäßigen und damit scheinbar normalen Rhythmus.

Therapeutische Folgerung

Neben Fortführung der erfolgreichen antihypertonen Medikation zunächst ver-
suchsweise Pause mit der ohnehin angesichts der vollständigen Kompensation
nicht indizierten Glykosidtherapie.
Versuch einer medikamentösen Regularisierung des Vorhafflatterns z. B. mit Chini-
din-Isoptin (Cordichin). Bei Erfolglosigkeit elektrische Kardioversion.

3.3 Scheinbar regelmäßiger Puls bei AV-Block I. Grades

Frühere Anamnese

Wiederholt Magenbeschwerden vom Gastritis- bzw. Ulkustyp. Vor 4 Jahren bei verstärkter subjektiver Symptomatik gastroskopisch Nachweis eines frischen Ulcus duodeni mit nachfolgender Ausheilung. Seitdem beschwerdefrei. Von früher bekannt langsame Pulsfrequenz und Neigung zu niedrigen Blutdruckwerten.

Jetzige Anamnese

Bei dem jetzt 34jährigen Patienten anläßlich einer fliegerärztlichen Untersuchung (Segelflug) Feststellung eines „Herzblockes", der dem Probanden als Zeichen einer ernsten organischen Herzkrankheit (Kardiomyopathie) mit etwaiger Indikation zu elektrischer Schrittmachertherapie gedeutet wurde. Über diese Eröffnung verständliche starke Beunruhigung des Betroffenen. Subjektiv fühlt er sich als Nichtraucher gesund und auch körperlich voll leistungsfähig.

Bisherige Fehlbeurteilung

AV-Block I. Grades organischer Genese bei Kardiomyopathie.

Wesentliche Befunde

- *Körperliche Untersuchung:* Im *Aspekt* unauffällig, insbesondere ohne Merkmale einer Ulkusphysiognomie. RR 130/80 mmHg, RP 60/min, regelmäßig.
- *Herzauskultation:* Ohne Auffälligkeiten mit normalem I. und II. Herzton ohne IV. Herzton (Vorhofton). Keine Herzgeräusche. Keine Extrasystolen. Keine Dekompensationszeichen.
- *Abdomen:* Palpatorisch ohne pathologische Druckpunkte.

Apparative Zusatzdiagnostik

- *Ruhe-EKG* (Abb. 31 links oben): Regelmäßiger Sinusrhythmus (62/min). Keine deutliche vegetativ-vagotone Imprägnation mit Elevation der ST-Strecken sowie Überhöhung und Zuspitzung der T-Zacken. Jedoch abnorme Verlängerung der AV-Überleitungszeit: $PQ_{II} = 0{,}36$ bei sonst normalen Zeitwerten für die Erregungsausbreitung. Keine weiteren morphologischen Abweichungen im Kurvenablauf.
- *Belastungs-EKG* (Abb. 31 Links unten): Unmittelbar nach Ergometerbelastung mit 100 W bei 5 min Fahrrad Rückgang der PQ-Verlängerung auf den normalen Grenzwert von 0,20 s. 5 min später Wiederanstieg auf 0,30 s (Abb. 31 Rechts oben). Alle übrigen Untersuchungen, so v. a. Röntgen des Herzens, ECG, PKG, Myokardszintigraphie, ergaben normale Befunde ohne Beweis für eine Kardiomyopathie.

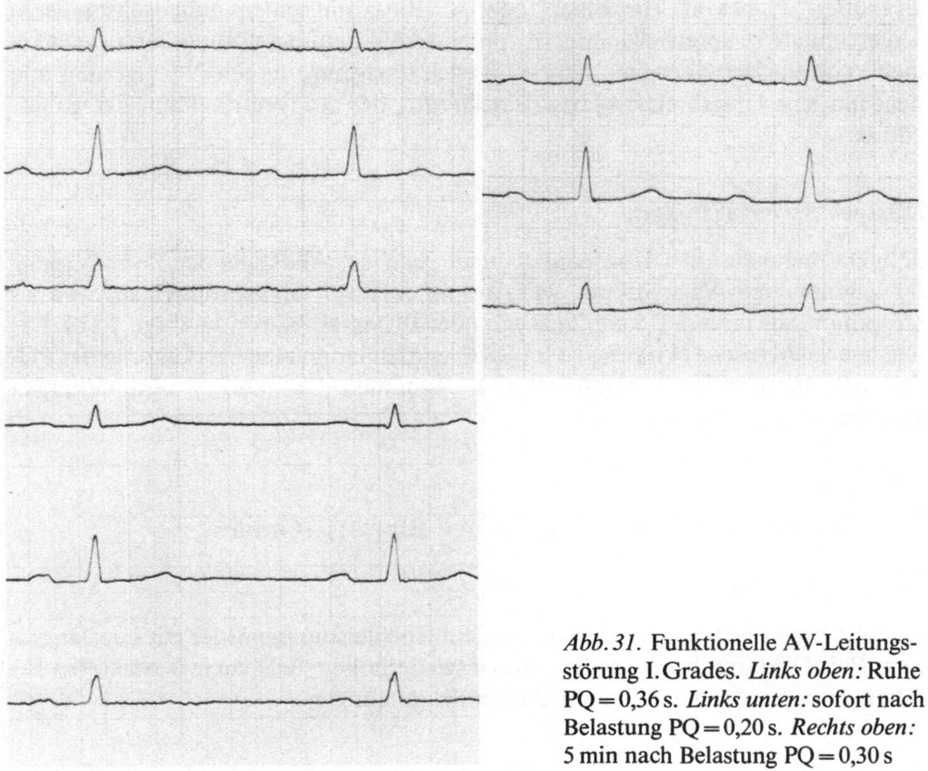

Abb. 31. Funktionelle AV-Leitungsstörung I. Grades. *Links oben:* Ruhe
PQ = 0,36 s. *Links unten:* sofort nach
Belastung PQ = 0,20 s. *Rechts oben:*
5 min nach Belastung PQ = 0,30 s

Korrigierte Diagnose

AV-Leitungsstörung I. Grades funktioneller Genese bei Vagotonie. Kein Anhalt für
eine organische Erkrankung des Herzens, insbesondere auch nicht für eine Kardiomyopathie.

Kritische Wertung (diagnostische Fallgrube)

Die erhebliche Verunsicherung des organisch herzgesunden Patienten gründet sich
auf eine Fehlbeurteilung der im Ruhe-EKG zutreffend erkannten PQ-Verlängerung. Bei dem jugendlichen Alter, der von früher bekannten Neigung zu langsamer
Pulsfrequenz, der typischen Magenanamnese mit bereits mindestens einmal ausge-
bildetem Ulcus duodeni hätten sogleich an eine nicht organisch bedingte Ursache
der PQ-Veränderung denken lassen sollen. Die harmlose, vegetativ-funktionelle
Genese der Störung ließ sich dann auch ohne größeren diagnostischen Aufwand
durch das zusätzliche Belastungs-EKG nachweisen mit der sofortigen Normalisierung der Überleitungszeit PQ unter dem sympathikoton-ergotropen Einfluß der
Körperbelastung. Psychologisch-didaktisch geschickter und sachlich zutreffender
ist es, bei einer derartigen Verlängerung der PQ-Zeit – insbesondere dem Patienten

gegenüber – nicht von „Herzblock" oder AV-Block mit seinem unheilschwangeren Beigeschmack zu sprechen, sondern von einer AV-Leitungsstörung. Dies erscheint auch kardiologisch korrekter, handelt es sich doch nur um eine Verzögerung und nicht um eine Unterbrechung bzw. Blockierung der atrioventrikulären Erregungsleitung.

Therapeutische Folgerungen

Obligate therapeutische Konsequenz nicht gegeben. Allenfalls zur Beeinflussung der Vagotonie ein Vagolytikum, wie Atropin, z. B. zur Ulkusprophylaxe, etwa als Atropinum Sulfuricum 0,5 mg 2mal tgl. oder Bellergal retard: 2mal tgl. 1 Tbl. Die günstige vagolytische Wirkung ist im EKG erkennbar an einer Verkürzung der PQ-Zeit bei gleichzeitigem Ausgleich der vagotonen ST- und T-Veränderungen (vgl. Abb. 31 Links unten).

3.4 Scheinbar regelmäßiger Puls bei AV-Block III. Grades

Frühere Anamnese

Der jetzt 52jährige Patient war in der Jugend Hochleistungssportler mit stets langsamem Puls (Trainingsbradykardie). Außer wiederholten, teils auch fieberhaften Erkältungsinfekten bisher keine ernstlichen Erkrankungen.

Jetzige Anamnese

Vor 2 Monaten fieberhafte Grippe mit Temperatur bis 39,8° rektal. Folgenlose Abheilung. Volle berufliche Tätigkeit als Schuldirektor. Zufällige Entdeckung eines zwar auch jetzt völlig regelmäßigen Pulses, der in seiner Frequenz mit 40/min jedoch noch langsamer ist als von früher gewohnt. Keine subjektiven Beschwerden, insbesondere keine Schwindel- oder synkopale Bewußtlosigkeitsattacken. Keine fühlbare Minderung der körperlichen und geistigen Leistungsfähigkeit und Spannkraft.

Bisherige Fehlbeurteilung

Regelmäßig-normaler Herzrhythmus mit seit Jahrzehnten bekannter Trainingsbradykardie (40/min).

Wesentliche Befunde

- *Körperliche Untersuchung:* Unauffälliger Allgemeineindruck. Normale Gesichtsfarbe. RR 160/85 mmHg, RP 40/min, regelmäßig. Keine Zeichen einer Herzinsuffizienz.
- *Herzauskultation:* Regelmäßige Herzaktionen mit konstanter Bradykardie von 40/min. Auffallend unterschiedliche Lautstärke der I. Herztöne, die gelegentlich und in unregelmäßigen Abständen jeweils für einen Schlag ungewöhnlich stark

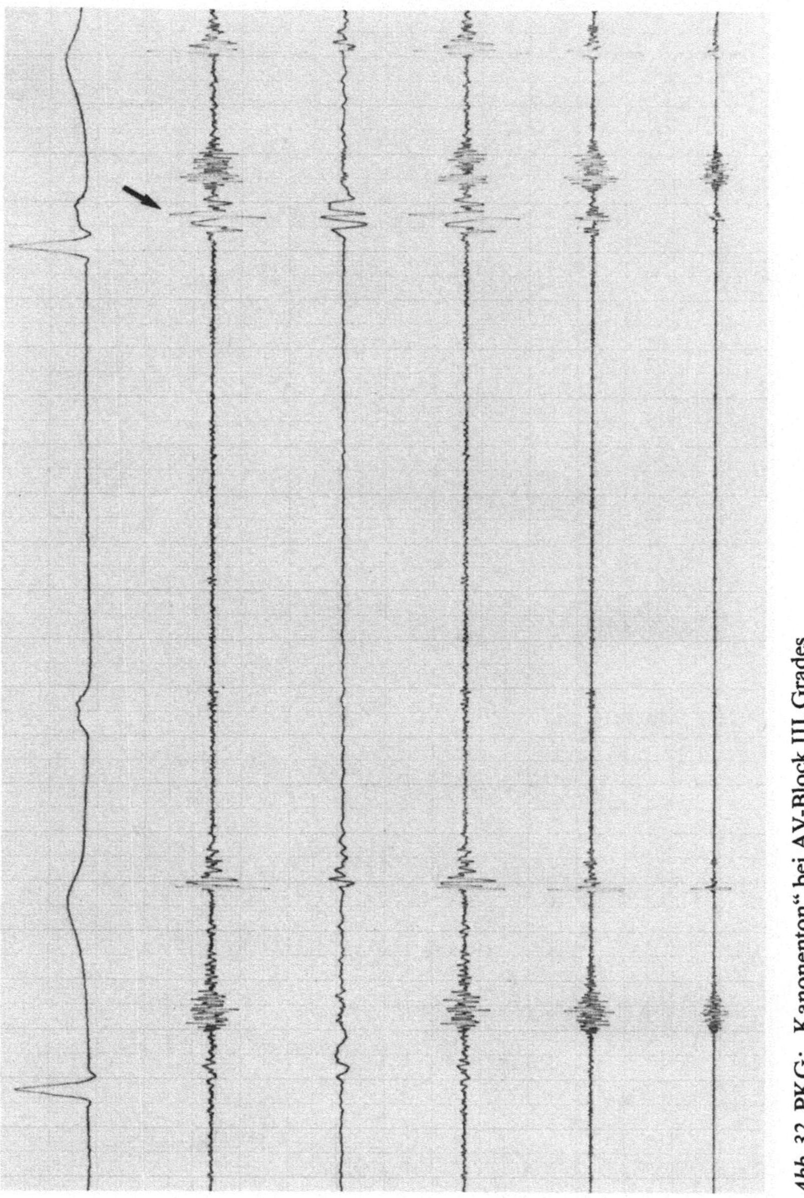

Abb. 32. PKG: „Kanonenton" bei AV-Block III. Grades

als sog. „Kanonentöne" imponieren (Abb. 32). Keine Extratöne oder Herz-geräusche.
– *Lunge:* Auskultatorisch o. B.

Apparative Zusatzdiagnostik

– *Ruhe-EKG* (Abb. 33): Typischer Befund einer AV-Leitungsstörung III. Grades mit voller Dissoziation von Vorhof- und Kammeraktionen. Vorhoffrequenz

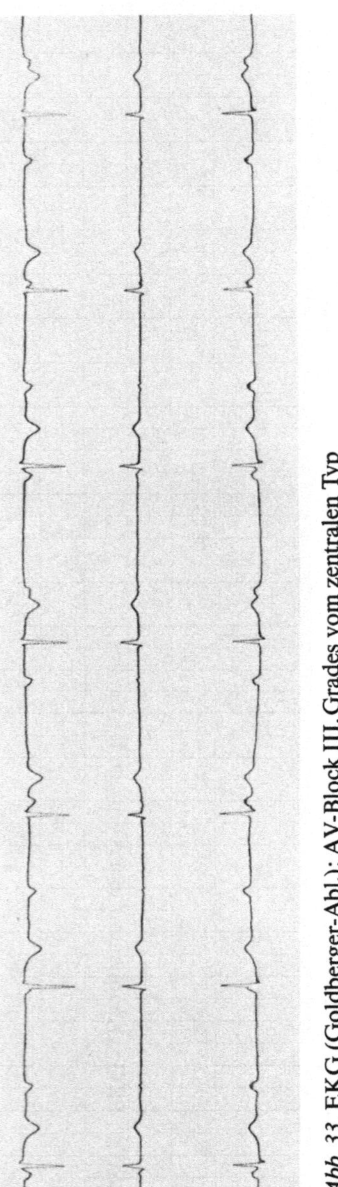

Abb. 33. EKG (Goldberger-Abl.): AV-Block III. Grades vom zentralen Typ

80/min, Ventrikelfrequenz 40/min. QRS-Gruppen nicht pathologisch verbreitert als Hinweis auf die zentrale Form des kompletten AV-Blockes.
– *Thoraxröntgenbild:* O. B.

Korrigierte Diagnose

Pathologische Kammerbradykardie (40/min) infolge kompletten AV-Blockes III. Grades vom zentralen Typ, wahrscheinlich infolge Virusmyokarditis bei fieberhaftem grippalem Infekt vor 2 Monaten mit umschriebener Einbeziehung des His-Bündels.

Kritische Wertung (diagnostische Fallgrube)

Fallgrube war hier die von früher her bekannte und als Folge eines forcierten sportlichen Trainings aufgefaßte Bradykardie mit regelmäßiger Herz- und Pulsaktion. Die unterschiedliche Lautstärke der I. Hertöne vom Typ der „Kanonentöne" hätte jedoch schon auf eine komplette AV-Leitungsstörung III. Grades aufmerksam machen können. Die besonders lauten I. Töne entstehen stets dann, wenn Vorhof- und Kammeraktion gleichzeitig zusammentreffen (Abb. 32). Den schlüssigen diagnostischen Beweis gibt das daraufhin registrierte EKG.

Therapeutische Folgerung

Da bisher keine kardiozerebralen Erscheinungen wie Schwindel oder Synkopen aufgetreten sind, ebenso keine Zeichen einer manifesten oder latenten Herzinsuffizienz bestehen, und angesichts des erst kurzen Bestehens zunächst konservativer Versuch einer Blockbeseitigung durch Atropin, Ildamen forte o. ä. Bei Fortbestehen dieser erst vor 2 Monaten aufgetretenen Leitungsstörung evtl. elektrische Schrittmachertherapie, die bei etwaigem erstem Auftreten kardiozerebraler Durchblutungsstörungen allerdings unbedingt und sofort angezeigt ist.

4 Blutdruckmessung

Fallgruben bei der Blutdruckmessung

Die apparative Blutdruckmessung auf auskultatorischem Wege ist unerläßlich, da man durch den palpierenden Finger lediglich einen Eindruck von der Blutdruckhöhe, jedoch keinen objektivierten Meßwert erhält. Zur Blutdruckmessung wird eine aufblasbare Gummimanschette nach von Recklinghausen von 13 cm Breite bei durchschnittlicher Oberarmdicke – bei adipösem Oberarm eine breitere Manschette von 16 cm – mit einer Mindestlänge von 30 cm benutzt, bei adipösem Oberarm von 40 cm. Sie ist an ein Sphygmomanometer nach Riva-Rocci angeschlossen. Dieses Meßgerät muß auf einer geraden Unterlage stehen, wobei der Nullpunkt etwa in Höhe der Aortenklappe liegen soll. Die Manschette ist in der Weise um den Arm zu legen, daß sie zwar fest, jedoch nicht abschnürend den gesamten Oberarmumfang umgreift.
Der Schlauch wird so gelagert, daß er dem Verlauf der fühlbaren A. brachialis entspricht. Der Abstand der Manschette soll etwa 2–3 cm proximal von der Ellenbeuge betragen. Dabei ist der Arm bequem in einem Winkel von 45° zur Körperachse zu lagern. Der untere Manschettenrand sollte in Höhe des IV. Interkostalraumes liegen. Wegen der Einfachheit der Untersuchung wird die sitzende Haltung des Patienten bevorzugt. Man kann jedoch ebenso auch am liegenden Patienten die Untersuchung ausführen. Entscheidend für Vergleichsuntersuchungen ist es aber, daß stets dieselbe Position eingehalten wird.
Anschließend wird die Manschette bis etwa 200 Torr, bzw. 20–30 Torr über die zu erwartende Blutdruckhöhe, aufgeblasen, bis der Puls an der A. radialis weder tastbar noch hörbar ist. Mit dem Stethoskop, das leicht auf die Stelle aufgesetzt wird, an der die A. brachialis in der Ellenbeuge gefühlt werden konnte, hört man bei langsamem Ablassen der Luft (etwa 2 Torr/s) ein Klopfen. Das Einsetzen lauter Schläge entspricht dem systolischen Blutdruckwert. Bei weiterem Ablassen nimmt die Klopfintensität nach einer gewissen Zeit unvermittelt ab, um dann gänzlich zu verschwinden. Diese Intensitätsänderung, d.h. das Verschwinden der letzten, eben noch wahrnehmbaren Arterientöne, entspricht dem diastolischen Wert. Die Differenz zwischen systolischem und diastolischem Wert ergibt die Blutdruckamplitude. Sie übersteigt normalerweise 50 Torr nicht. Durch Schlagvolumenerhöhungen wie bei Aorteninsuffizienz, Hyperthyreose und hyperkinetischem Herzsyndrom vergrößert sie sich, bei Aortenklappenstenose kann sie verkleinert sein.
Unter bestimmten Voraussetzungen, so bei dem Verdacht auf Aortenisthmusstenose, Coarctatio der Aorta o.ä., ist zusätzlich die *Blutdruckmessung an der A. poplitea des Beines* notwendig. Zu diesem Zweck benutzen wir eine breitere und längere

Manschette von etwa 20 × 70 cm. Die Messung wird nach den oben genannten Richtlinien am zweckmäßigsten in Bauchlage vorgenommen. Die Blutdruckwerte sind normalerweise hier um 20–40 Torr gegenüber der oberen Extremität höher. Gleichhohe Werte sind bereits pathologisch, so etwa bei der subklinischen Form der Coarctatio aortae. Ein deutlich erniedrigter Blutdruck an der unteren Extremität spricht für Aortenisthmusstenose oder die Aortencoarctation, umgekehrte Verhältnisse sind charakteristisch für das Aortenbogensyndrom.

Der Bludruck wird systolisch und diastolisch auf 5 Torr genau angegeben. Eine größere *Genauigkeit* läßt sich wegen der physiologischen Schwankungsbreite kaum erreichen. Unterschiede an beiden Armen können nur durch mehrmalige Messung gesichert werden. Sie kommen pathologisch z. B. beim Aortenbogen- oder Subclaviasteal-Syndrom vor, liegen aber bei einer Seitendifferenz bis zu 20 mmHg noch im Normbereich.

Neben dieser konventionellen Messung des Blutdruckes mit Quecksilbersäule und Handaufpumpen gibt es eine Vielzahl *weiter entwickelter Geräte,* wie z. B. solche mit eingebautem Elektrogebläse oder mit halbautomatischer Messung, ferner Geräte zum Selbstmessen (Manuell-Autotest). Weitere Fortentwicklungen haben eine elektronisch-optische und akustische Anzeige, Batteriebetrieb mit automatischer Anzeige bei Spannungsabfall, eingebaute Elektropumpe, Druckvorwahl sowie Lautstärke- und Druckabfallregulierung. Seit neuestem sind Geräte zur digitalen Blutdruck- und Pulsmessung verfügbar, die sämtliche Werte abrufbereit speichern.

Zur Vermeidung folgenschwerer Irrtümer durch Gewährleistung verläßlicher und vergleichbarer Blutdruckwerte müssen bestimmte *Vorbedingungen* erfüllt sein; so z. B. die Ausschaltung störender Einflüsse, wie Lärm, emotionale Erregung, Kälte, vorherige körperliche Arbeit, Rauchen, vorausgehender Genuß von Bohnenkaffee. Der dann gemessene Wert entspricht jedoch nur dem sog. *Zufallsdruck.* Die Ermittlung des *Basaldruckes* dagegen erfolgt aus den beiden niedrigsten Werten, die sich aus den Einzelmessungen im Abstand von 30 s während 15 min ergeben. Bei antihypertensiver medikamentöser Therapie ist eine vergleichende Blutdruckmessung im Liegen sowie nach 1minütigem Stehen notwendig. Werden derartige Vorbedingungen nicht beachtet, so kann dies zu einer echten Fallgrube für die Diagnostik werden.

Mit *Zunahme der Lebensjahre* steigen die systolischen Blutdruckwerte durch die sich ausbildende Rigidität der Gefäße.

Folgenschwere Irrtumsmöglichkeiten bei der Bestimmung der Blutdruckgrenzwerte und ihrer Bewertung können sich bei der Nichtbeachtung der folgenden Gesichtspunkte ergeben. Zum einen beobachtet man weithin eine *spontane Senkung des Blutdruckes* bei wiederholten, dicht aufeinander vorgenommenen Messungen, wobei der Abfall sich am deutlichsten zwischen dem ersten und zweiten Blutdruckmessungsvorgang zeigt. Zum anderen findet man häufig einen spontanen Rückgang erhöhter Blutdruckwerte schon allein durch Bettruhe zu Hause oder in der Klinik. Dies ist am auffälligsten während der ersten Woche der Bettruhe. Schon diese Tatsache zeigt eine beträchtliche Täuschungsmöglichkeit auf, etwa bei der Wirkungsbeurteilung neuer Antihypertonika bei der Prüfung unter klinischen Bedingungen.

Schließlich ergibt sich eine echte Fallgrube, wenn eine gleichzeitige *Pulsfrequenzbestimmung* versäumt wird. Sie ermöglicht die Aufdeckung medikamentöser Einflüsse, so etwa die Beurteilung der Sympathikolyse bei β-Blocker-Therapie. Vasodilatatoren können zu einer Reflextachykardie beim Hypertoniker führen. Digitalisierung ist vielfach für eine abnorme Bradykardie verantwortlich. Häufig läßt sich so auch die Patientencompliance beurteilen.

Die *Selbstmessung des Blutdruckes* durch den Patienten führt nicht zu den anfänglich befürchteten Schwierigkeiten. Sie erleichtert vielmehr die Compliance, indem eine exaktere Einnahme der antihypertonen Medikamente sich bei Selbstmessern als positive Folge ergibt. Ebenso ist i. allg. eine Neurotisierung des Patienten durch die Selbstmessung des Blutdruckes nicht beobachtet worden. Andererseits hat sie auch nicht zu einer Abwendung von der so notwendigen permanenten Betreuung durch den behandelnden Arzt geführt. Bevorzugt sollte allerdings für die Selbstmessung und damit für die Anschaffung des raltiv kostspieligen Gerätes die Patientengruppe mit schwerer Hypertonie ausgewählt werden.

5 Fallgrube Hypertonie

5.1 Einleitung

Diagnostische Verbesserungen ebenso wie therapeutische Fortschritte haben das apparativ leicht ermittelbare Symptom des hohen Blutdruckes in den letzten Jahren erneut in den Mittelpunkt eines breiten ärztlichen Interesses gerückt. Trotz der damit verbundenen Vervollkommnung des ärztlichen Basiswissens zeigt die tägliche Erfahrung v. a. in der außerklinischen Praxis, daß mit der Feststellung eines erhöhten Blutdruckwertes keineswegs selten die Gefahr u. U. folgenschwerer Fehlschlüsse hinsichtlich der ätiologisch-diagnostischen Deutung und der therapeutischen Folgerungen verbunden ist. Diesen in der akademischen Lehre weithin stiefmütterlich behandelten, in ihrer praktischen Auswirkung aber um so bedeutsameren „Fallgruben" der Hypertonie aus der täglichen ärztlichen Erfahrung nachzugehen, ist die Aufgabe der folgenden Übersicht.

5.1.1 Definitionsschwierigkeiten

Die lange Zeit während Uneinheitlichkeit in der Definition des Begriffes „Hypertonie" bot vielfältige Gelegenheit zu diagnostischen Fallgruben. Heute unterscheiden wir nach den Vorschlägen der WHO einerseits das apparative Symptom einer Blutdruckerhöhung von dem klinischen Krankheitsbild der Hypertonie andererseits. Dabei gilt die verbindliche Festlegung der Grenzwerte für das Erwachsenenalter bis zum 65. Lebensjahr in der folgenden Weise:
Normotonie: 140/90 mmHg,
Hypertonie: über 160/100 mmHg,
Grenzwerthypertonie: 140–160/90–100 mmHg.
Die genannten Werte beziehen sich auf Messungen am sitzenden Patienten. Somit haben heute frühere Regeln keine Bedeutung mehr, nach denen der systolische Blutdruck als normal bezeichnet wurde, wenn er 100 plus Lebensalter des Patienten betrug. Vielmehr gilt jetzt der Normalwert mit der oberen Grenze 160/100 einheitlich bis zum 65. Lebensjahr. Jenseits dieser Altersstufe wird als oberer Normalwert heute bis 180/100 zugelassen. Ebenso wird nicht mehr an der Postulierung von Geschlechtsunterschieden für die Grenzwerte des Blutdruckes festgehalten.

5.1.2 Probleme bei der Hypertonieeinteilung

Am geläufigsten sind die folgenden *Einteilungsversuche:*
1. Die von *Volhard* (1936) gegebene Unterscheidung legt den Aspekt zugrunde und grenzt den roten Hochdruck (benigne Hypertonie) vom blassen Hochdruck (maligne Hypertonie) ab.
2. Keith, Wagner und Barker haben 1939 eine Einteilung nach den hypertoniebedingten Augenhintergrundsveränderungen vorgeschlagen. Hiernach werden differenziert:
   Grad I: Schlängelung und Omegateilung der Retinaarterien.
   Grad II: Kreuzungsphänomene nach Gun und Salus sowie Kupferdrahtarterien.
   Grad III: Silberdrahtarterien, Blutungsherde und Cottonwool-Herde.
   Grad IV: Silberdrahtarterien, Blutungsherde und Papillenödem.
3. Nach dem *Blutdruckverhalten* werden abgegrenzt:
   - Systolische Hochdruckform (z. B. 210/100),
   - Diastolische Hochdruckform (z. B. 170/125),
   - Systolisch-diastolische Hochdruckform (z. B. 230/140).
4. Die von der *WHO (1982) empfohlene Einteilung* legt ausschließlich die *diastolischen Werte* zugrunde und unterscheidet die folgenden 3 Schweregrade:
   I.:   Diastolisch bis 105 mmHg,
   II.:   Diastolisch über 105 mmHg mit Organschäden (Gehirn, Herz, Niere) sowie Augenhintergrundsbefund Stadium III,
   III.: Diastolisch über 120 mmHg mit ausgeprägten Organschäden und Augenhintergrundsbefund Stadium IV.
5. Schließlich läßt sich die Hypertonie nach *ätiologischen* Gesichtspunkten in der folgenden Weise aufteilen:
   I.:   *Primäre (essentielle) Hypertonie* ohne eine faßbare organische Ursache mit einer Häufigkeit von etwa 95%,
   II.:   *Sekundäre Hypertonie* mit organischer Ätiologie bei einer Häufigkeit von etwa 5% und den häufigsten Untergruppen:
       a) Renale Hypertonie (renal-parenchymatös sowie renovaskulär),
       b) Kardiovaskuläre Hypertonie (Schlagvolumenhochdruck, Aortenisthmusstenose, Elastizitätshochdruck),
       c) Endokrine Hypertonie (Hyperthyreose, Phäochromozytom, M. Cushing)
       d) Medikamentöse Hypertonie (Ovulationshemmer).

5.1.3 Fallgruben bei der Allgemeinuntersuchung

Unvollständigkeit in der klinischen Allgemeinuntersuchung wird leicht zur Quelle von ätiologischen Fehlbeurteilungen. In diesem Sinne wirkt sich eine mangelhafte *auskultatorische Untersuchung des Herzens* nicht selten besonders verhängnisvoll aus. Nur allzu rasch werden die verschiedenartigen Formen eines Schlagvolumen- bzw. hyperzirkulatorischen Hochdrucks als primär-essentiell falsch gedeutet. Besonders häufig begegnen wir einer derartigen Fehleinschätzung bei dem durch

Aorteninsuffizienz verursachten Schlagvolumenhochdruck (vgl. S. 55). Er ist gekennzeichnet durch einen systolischen Hochdruck mit großer Blutdruckamplitude. Das nicht selten nur diskret ausgebildete diastolische Sofortgeräusch von Dekreszendocharakter entgeht bei oberflächlicher Herzauskultation leicht dem Nachweis. Nicht selten ist dieses Geräusch auch nur bei bestimmter Körperhaltung, z. B. im Sitzen mit nach vorn gebeugtem Oberkörper oder im Stehen, hinreichend deutlich nachweisbar. Neben dem Herzauskultationsbefund lenken zusätzlich einfache klinische Leitsymptome die Aufmerksamkeit auf das Bestehen einer Aorteninsuffizienz. Hierzu zählen Pulsationen im Bereich der Karotis und der Jugulargrube, das Musset-Zeichen mit pulssynchronem Kopfnicken, ein positiver Kapillarpuls, Veränderungen am Radial- und Fußpuls als Pulsus celer et altus, verstärkte herzsynchrone Pulsation in der linken Thoraxseite. Immer wieder werden Patienten mit einer Aorteninsuffizienz wegen des pathologisch erhöhten Blutdruckwertes als „Hypertoniekranke" irrtümlich und erfolglos mit Antihypertonika behandelt.

Derselbe Mechanismus eines Schlagvolumenhochdruckes bildet sich bei der Entwicklung eines AV-Blockes III. Grades aus (Abb. 33). Hier kommt es ebenfalls über den Mechanismus einer durch die bradykardiebedingte Diastolenverlängerung bewirkten Vergrößerung des Schlagvolumens zu der *Bradykardiehypertonie* (vgl. S. 44). Diese Entwicklung beschränkt sich nicht allein auf eine höhergradige AV-Blockierung und dadurch verursachte Kammerbradykardie. Sie wird in ähnlicher

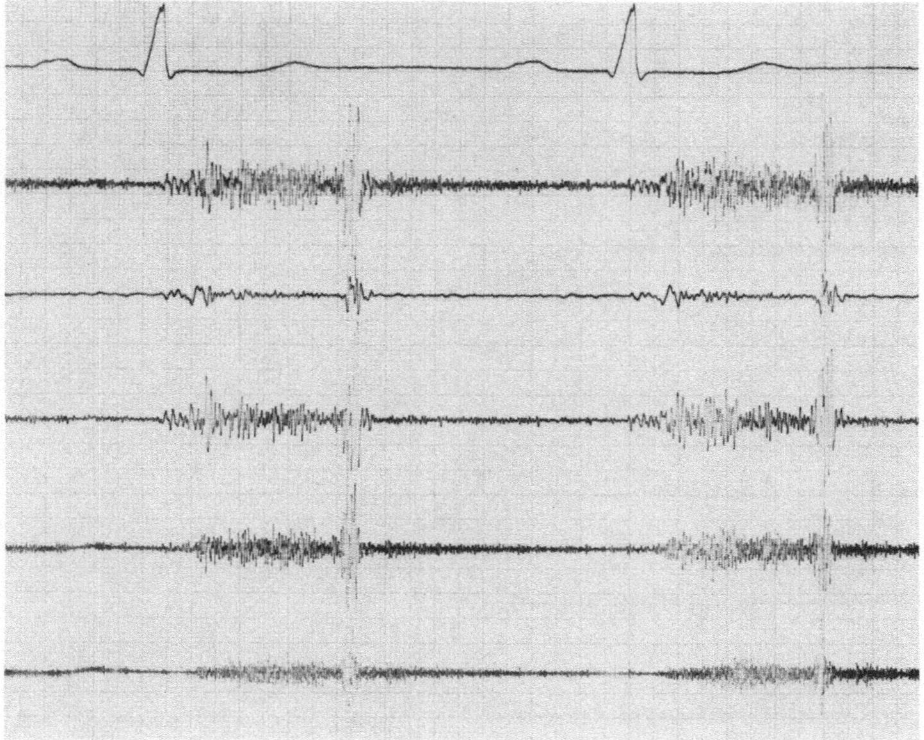

Abb. 34. PKG: Kontinuierliches Zweiphasengeräusch bei offenem Ductus arteriosus Botalli

Weise bei allen Formen einer hochgradigen Minutenfrequenzverlangsamung ange-
troffen, z. B. bei Sinusbradykardie, extrasystolischer Bigeminie, AV-Leitungsstörung vom Typ Mobitz II, hochgradig bradykarder Kammerarrhythmie infolge Vorhofflatterns oder Vorhofflimmerns, bradykardem Kammerersatzrhythmus oder
bradykardem Knotenrhythmus.

Ähnliche hämodynamische Verhältnisse mit Ausbildung eines Schlagvolumenhochdruckes wie bei einer Aorteninsuffizienz finden wir bei der angeborenen Angiokardiopathie vom Typ eines offenen *Ductus arteriosus Botalli*. Hier wird die Beschränkung auf die Blutdruckmessung wiederum zu einer echten diagnostischen
Fallgrube. Das meist nachweisbare kontinuierliche Zweiphasengeräusch lenkt die
diagnostische Überlegung in die zutreffende Richtung eines symptomatischen
Schlagvolumenhochdrucks (Abb. 34).

Eine mechanisch bedingte Blutdruckerhöhung, die sich auf die obere Körperhälfte
beschränkt, finden wir bei angeborener *Aortenisthmusstenose*. Da üblicherweise bei
der Routineuntersuchung der Blutdruck nur an den Armen gemessen wird, finden
wir hier schon bei jüngeren Menschen stets pathologisch erhöhte Werte. Nur zu
leicht wird dann eine juvenile Hochdruckkrankheit angenommen. Eine vergleichende Blutdruckmessung an den Beinen, der Nachweis eines Interskapulargeräu-
sches, bzw. eines sog. Verspätungsgeräusches (Abb. 35), sowie von Rippenusuren
deckt die wahre Ursache des erhöhten Blutdruckes durch das Bestehen einer Aortenisthmusstenose auf. Auch hier muß eine medikamentöse Therapie ohne Ein-

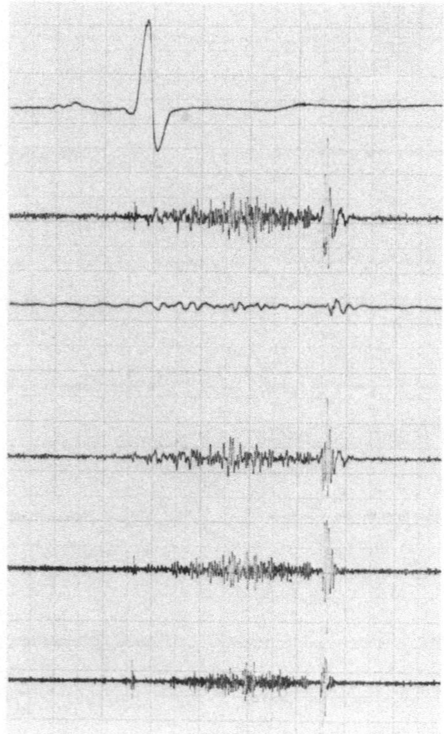

Abb. 35. PKG: Aortenisthmusstenose

wirkung auf die erhöhten Blutdruckwerte bleiben. Ausschließlich die operative Korrektur der Aortenisthmusstenose führt zu einer Normalisiserung auch des Blutdruckes.

Erhöhte Blutdruckwerte meist vom systolischen Hypertonietyp, die ebenfalls nicht auf einer echten Hypertoniekrankheit beruhen, bilden die obligaten klinischen Begleiterscheinungen bie *Hyperzirkulation* mit Vermehrung des Schlag- und Minutenvolumens bei *Hyperthyreose* und *hyperkinetischem Herzsyndrom* (vgl. S. 58). Neben einem permanent tachykarden Grundrhythmus vom Typ einer Sinustachykardie zählt eine systolische Blutdruckerhöhung mit Werten etwa von 190/95 mmHg zu den obligaten klinischen Befunden. Auch sie sind nur zu oft Veranlassung zu einem nicht indizierten und erfolglosen Behandlungsversuch mit Antihypertonika.

5.1.4 Fallgrube „Grenzwerthypertonie"

Die Grenzwerthypertonie, auch als „Border-line-Hypertonie" oder „leichter Hochdruck" bezeichnet, ist definiert als diastolischer Druck, der dauernd zwischen 90 und 105 mmHg liegt. Ein erhöhter systolischer Druck über 160 mmHg bedeutet ein zusätzliches Risiko. Wird einmal ein diastolischer Wert von über 90 mmHg festgestellt, so sind wiederholte Messungen an mindestens 2 verschiedenen Tagen während einer Zeitspanne von 2–3 Wochen vorzunehmen. Ist der diastolische Druck innerhalb einer Beobachtungsdauer von 4 Wochen auf Werte unter 100 mmHg abgefallen, so ist eine weitere Beobachtung ohne Gabe von Arzneimitteln während 3 Monaten angezeigt. Sollte jedoch nach dieser Zeit der diastolische Druck weiterhin über 95 mmHg liegen, so ist eine medikamentöse Therapie indiziert.

Die folgenden Beispiele aus der täglichen Praxis sollen diese Möglichkeiten einer diagnostischen Fehlbeurteilung erhöhter Blutdruckwerte kasuistisch deutlich machen.

5.2 Schlagvolumenhochdruck bei Aortenklappeninsuffizienz

Frühere Anamnese

Bei dem jetzt 46jährigen Patienten außer häufigen fieberhaften Anginen während Kindheit und Schulzeit – dabei einmal auch starke Gelenkschmerzen – keine ernstlichen Erkrankungen. Gute körperliche Leistungsfähigkeit mit Langlaufski und Abfahrtski im Winter, Bergwandern im Sommer. Hierbei keinerlei Herzbeschwerden, insbesondere keine Kurzatmigkeit bei Anstrengungen. Kein Herzstolpern oder Herzschmerz. Nichtraucher.

Jetzige Anamnese

Vor 2 Jahren anläßlich einer betriebsärztlichen Routineuntersuchung erhöhte Blutdruckwerte (RR 190/60 mmHg) festgestellt mit röntgenologischem Befund einer Herzvergrößerung. Auffassung als primär-essentielle Hypertonie. Bisher erfolglose medikamentöse Therapie. Unter antihypertoner Medikation mit β-Blockern, Raupina, Saluretika und Methyldopa lediglich ziemlich stark ausgeprägte Nebenwirkungen, wie Müdigkeit, Mundtrockenheit, Schwindel, Pulsverlangsamung, Leistungsbeeinträchtigung, jedoch keine RR-Senkung.

Bisherige Fehlbeurteilung

Primär-essentielle, systolische Hypertonie, bisher medikamentös therapie-refraktär.

Wesentliche Befunde

- *Körperliche Untersuchung:* Normalgewichtigkeit. Keine kardiogenen Dekompensationszeichen. Gesichtsblässe ohne Lippenzyanose. Rhythmisches, pulssynchrones Kopfnicken (Musset-Zeichen) eben erkennbar. Kapillarpuls an Lippen und Fingernägeln positiv. Pulsus celer et altus („Wasserhammerpuls"). Verstärkte Pulsation der Karotiden. Herzspitzenstoß hebend.
- *Herzauskultation im Liegen:* II. Herzton akzentuiert. Leise systolisches, fraglich diastolisches Geräusch bei regelmäßigem Herzrhythmus. Wegen der bereits erwähnten klinischen Befunde zusätzliche Herzauskultation im Sitzen und im Stehen: Jetzt deutliches, fast holodiastolisches Sofortgeräusch von gleichmäßiggießendem Dekreszendocharakter (Abb. 37). Geräuschstärke 2/6. Systolisches Geräusch ohne Fortleitung in die Halsarterien. Keine pathologischen Extratöne. RR 195/50 mmHg.
- *Lunge auskultatorische:* O. B.
- *Abdomen:* O. B., keine tastbare Lebervergrößerung.

Apparative Zusatzdiagnostik

- *Ruhe-EKG* (Abb. 36): Regelmäßiger Sinusrhythmus. Frequenz 88/min. Pathologischer Linkstyp mit deutlichen Zeichen einer Linkshypertrophie.
- *Herschallaufnahme (S_5) im Stehen* (Abb. 37): Hochfrequentes holodiastolisches Sofortgeräusch von Dekreszendocharakter. Mesosystolisches Begleitgeräusch.
- *Karotispulsaufnahme:* Verkürzte systolische Druckanstiegszeit als Zeichen einer Schlagvolumenvergrößerung.
- *Thoraxröntgenbild:* Lunge ohne infiltrative oder stauungsbedingte Veränderungen. Herz deutlich nach links verbreitert infolge Hypertrophie des linken Ventrikels ohne Dilatation des linken Vorhofes. Aorta verbreitert mit verstärkt-expansiven Pulsationen.
- *Echokardiogramm:* Pathognomonischer Befund bei Aorteninsuffizienz.
- *Labor:* Keine Normabweichungen. Luesreaktionen sowie Rheumatests, CRP, Antistreptolysintiter negativ.

Korrigierte Diagnose

Sekundärer Schlagvolumenhochdruck bei kompensierter Aortenklappeninsuffizienz rheumatischer Genese.

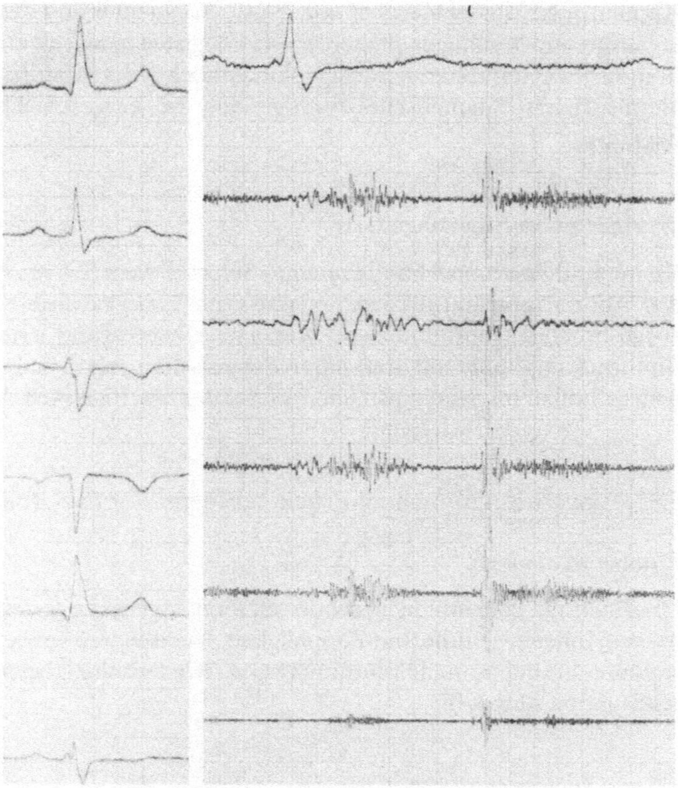

Abb. 36 (Links). EKG bei Aortenklappeninsuffizienz

Abb. 37 (Rechts). PKG: Aortenklappeninsuffizienz

Kritische Wertung (diagnostische Fallgrube)

Ein Beispiel für die keineswegs seltene Fehleinschätzung einer sekundär-symptomatischen Hypertonie bei Aortenklappeninsuffizienz infolge Schlagvolumenvergrößerung durch den Klappendefekt als primär-essentielle Hypertonie. Die entscheidende Fallgrube für die richtige Diagnosestellung liegt in der allerdings häufig keineswegs deutlichen Ausbildung des pathognomonischen Auskultationsbefundes am Herzen. Wie auch bei unserem Patienten zeigt sich das diastolische Dekreszendogeräusch mit der vollen Ausprägung seines gießenden Klangcharakters am eindrucksvollsten oft erst bei aufrechter Körperhaltung am sitzenden oder stehenden Probanden. Wegen seines hohen Frequenzgehaltes ist es für das Ohr dann meist deutlicher wahrnehmbar als es im PKG optisch registriert wird.

Neben diesem Geräuschbefund bildet die konstante und medikamentös verständlicherweise nicht beeinflußbare systolische RR-Erhöhung eine weitere Irrtumsmöglichkeit. Hierbei sollte die auffallend große Amplitude mit ungewöhnlich niedrigem diastolischem Druckwert stutzig machen. Sie gibt die Veranlassung zu den übrigen, mit einfachen Mitteln nachprüfbaren Zusatzbefunden, wie Wasserhammerpuls,

Kapillarpuls, Musset-Zeichen u. a. EKG, Röntgenbefund des Herzens sowie ECG ergänzen und bestätigen die korrigierte Diagnose eines mit antihypertoner Medikation nicht beeinflußbaren Schlagvolumenhochdruckes bei Insuffizienz der Aortenklappe, deren rheumatische Ätiologie aus der Vorgeschichte anzunehmen naheliegt.

Therapeutische Folgerungen

Keine antihypertonen Medikamente. Sie sind wegen ihrer für den Mechanismus der Aortenklappeninsuffzienz ungünstigen bradykardisierenden Wirkung sogar ausgesprochen kontraindiziert. Vielmehr Überprüfung einer wegen der großen Blutdruckamplitude mit ihrer hämodynamischen Auswirkung an sich bereits gegebenen Indikation zum künstlichen Ersatz der insuffizienten Aortenklappe.

5.3 Hyperzirkulationshochdruck bei hyperkinetischem Herzsyndrom

Frühere Anamnese

Die 38jährige Patientin neigt schon seit ihrer Jugend zu gesteigerter nervöser Erregbarkeit, innerer Unruhe und Zappeligkeit, Herzklopfen sowie gelegentlichem Herzstolpern. Früher normale Blutdruckwerte. Wiederholte Überprüfung der Schilddrüsenfunktion stets o. B.

Jetzige Anamnese

In den letzten 3 Jahren zusätzlich zu den oben berichteten Beschwerden Neigung zu Herzbeschleunigung und erhöhtem Blutdruck mit Werten um 190/110 mmHg, die vorübergehend „krisenhaft" bis 220/120 mmHg ansteigen können. Dadurch erhebliches inneres Spannungs- und Unruhegefühl, Konzentrationsmangel, Leistungsabfall sowie Ein- und Durchschlafstörungen mit ängstlich gestimmten Träumen. Kein Nikotin, keine Gewichtsabnahme. Neigung zum Schwitzen, zu kalten Händen und Füßen.

Bisherige Fehlbeurteilung

Juvenile Hypertonie organischer Genese mit hypertonen Krisen. Ausschluß einer sekundär-renalen Hypertonie (Nierenarterienstenose?).

Wesentliche Befunde

– *Körperliche Untersuchung:* 38jährige Patientin. Größe 176 cm, Gewicht 70 kg. Sympathikoton-stigmatisierter „A-Typ" (Abb. 38). Nervös-gespannter Gesichtsausdruck mit Glanzaugen. Motorische Unruhe. Sichtbar beschleunigter Puls am Hals. Feuchtkalte Hände und Füße. RR 170/90 mmHg, RP 105/min, regelmäßig beschleunigt.

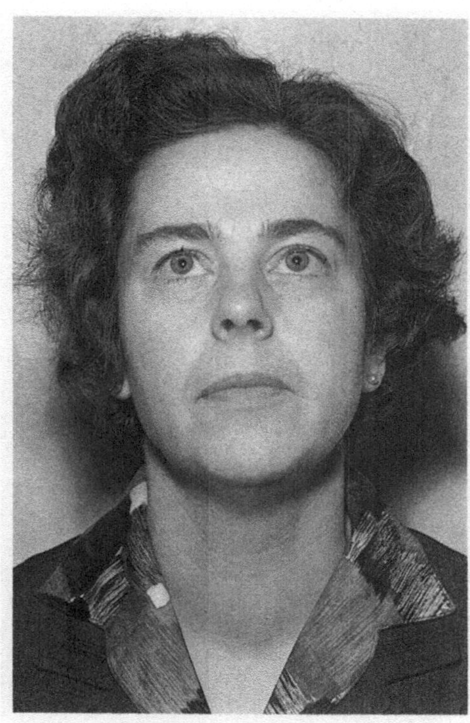

Abb. 38. Physiognomischer Aspekt
bei hyperkinetischem Herzsyndrom

– *Herzauskultation:* Herzaktion beschleunigt mit permanenter Tachykardie um 110/min. I. Herzton betont, inkonstanter III. Herzton. Kurzes protosystolisches Dekreszendogeräusch.
– *Lungenauskultation:* O. B.
– *Abdomen:* Palpable beschleunigte Pulsation der Bauchaorta. Kein Nierenarterienstenosegeräusch.

Apparative Zusatzdiagnostik

– *Ruhe-EKG* (Abb. 39): Regelmäßige Sinustachykardie. Frequenz 105/min. Sympathikotone Imprägnationsstigmata. Keine organpathologischen Veränderungen, insbesondere keine hypertoniebedingten Linkshypertrophiezeichen.
– *Kreislauftest* (Abb. 40): RP im Liegen 160/90 mmHg, RR im Stehen 170/95 mmHg. RP im Liegen 105/min, RP im Stehen 120/min.
– *β-Blocker-Test* (Abb. 41): Vor Test RR 180/90 mmHg, RP 115/min, nach Test (1 h nach 40 mg Dociton per os): RR 140/80 mmHg, RP 70/min.
– *Thoraxröntgenbild:* Herz und Lunge o. B., insbesondere kein Hinweis auf eine Hypertrophie oder Dilatation der Aorta oder auf eine Aortensklerose.
– *Labor:* Kreatinin 1,0 mg%. Harnstoff 32 mg%. Harnsäure 5,2 mg%. Auch alle übrigen Werte, einschließlich Schilddrüsentests, normal.
– *Nierensonographie und -szintigraphie:* Normalbefund beiderseits.

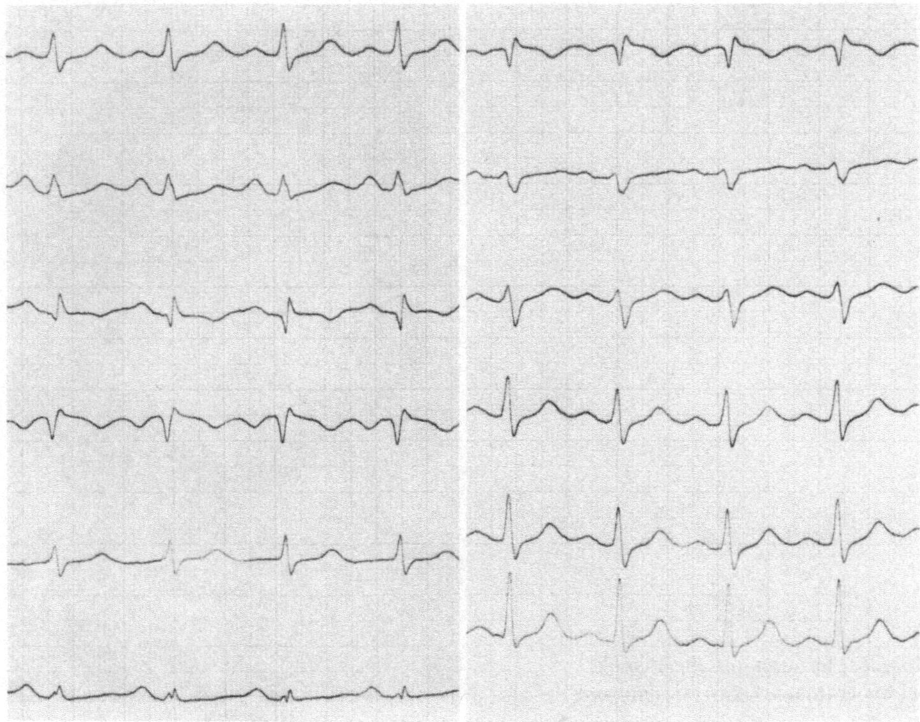

Abb. 39. EKG bei hyperkinetischem Herzsyndrom mit sympathikotonen Imprägnationen

Korrigierte Diagnose

Hyperkinetisches Herzsyndrom mit labiler sympathikotoner Erregungshypertonie. Kein Anhalt für eine sekundär renale Hypertonie.

Kritische Wertung (diagnostische Fallgrube)

Die diagnostische Unsicherheit bzw. Irreführung beruht auf einer Fehleinschätzung der zeitweilig recht hohen systolischen Blutdruckwerte, die wegen ihrer wiederholt ziemlich plötzlichen und rasch vorübergehenden Spitzenwerte bis 220 mmHg sogar als hypertone Krisen gedeutet wurden. Hierfür fehlen jedoch die obligaten krisenhaften Organbeteiligungen an Herz und Gehirn. Die permanente Tachykardie ebenso wie die betont systolische Hypertonie mit vergleichsweise nur geringem Anstieg der diastolischen Werte bei der erst 38jährigen Patientin mit ihrer sympathikotonen Stigmatisierung im Aspekt sollten die diagnostischen Primärüberlegungen in die funktionelle Richtung lenken. Hierfür spricht auch der EKG-Befund mit deutlichen Zeichen einer funktionell-sympathikotonen Imprägnation ohne organpathologische Veränderungen im Sinne einer Linkshypertrophie bei renaler fixierter Hypertonie.

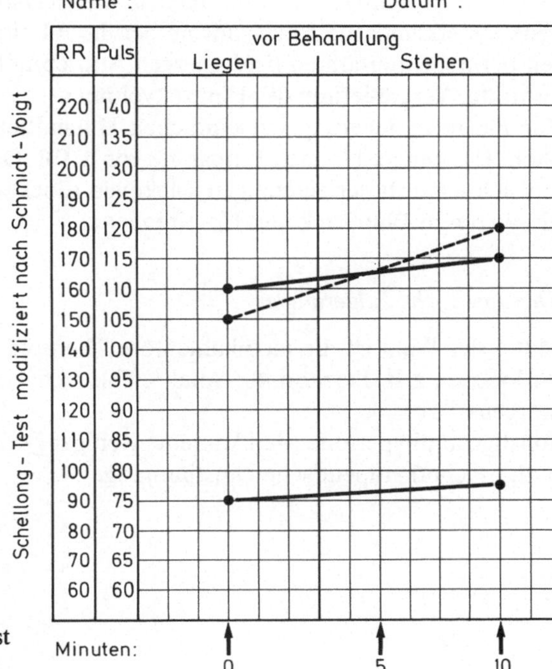

Abb. 40. Orthostatischer Kreislauftest bei hyperkinetischem Herzsyndrom

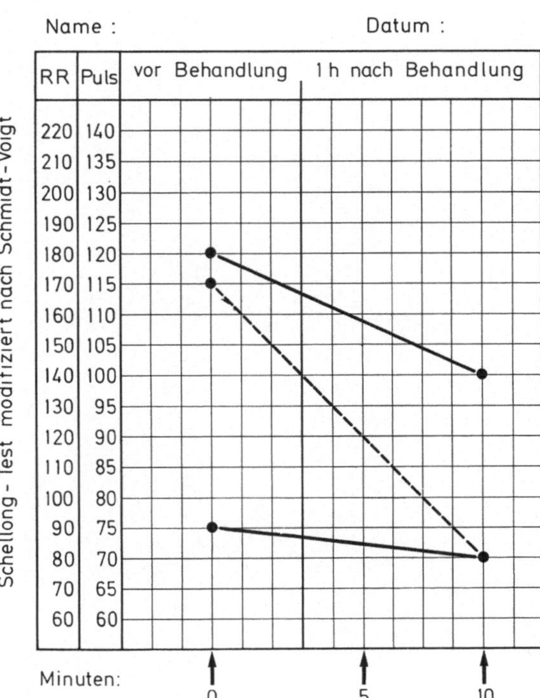

Abb. 41. β-Blocker-Test bei hyperkinetischem Herzsyndrom

Die pathophysiologische Grundlage für dieses erstmals von Gorlin (1962) beschriebene hyperkinetische Herzsyndrom beruht auf einem während der aktiven Tageszeit permanent erhöhten β-adrenergen Antrieb mit Hyperzirkulation und dadurch bewirkter Vergrößerung des Herzzeitvolumens.
Zur Diagnosesicherung mit einfachen Hilfsmitteln dient u. a. der β-Blocker-Test (Abb. 41). Bereits 1 h nach Einnahme von 1 Tbl. Dociton zu 40 mg o. ä. normalisieren sich unter dieser einmaligen selektiven Blockade der adrenergen β-Rezeptoren die Werte für Blutdruck und Herzfrequenz.

Therapeutische Folgerungen

Mittel der Wahl ist die medikamentöse Therapie mit sympathikolytisch potenten β-Blockern, z. B. Dociton 40: 3mal ½ Tbl., Tenormin 50: 2mal 1 Tbl., Panimit 50: morgens 1 Tbl.
Sonstige antihypertone Medikamente weniger geeignet.
Evtl. psychotherapeutische Umstimmung.

6 Fallgrube Hypotonie

6.1 Einleitung

Einer besonders häufigen Fallgrube für die kardiologische Praxis begegnen wir als Folge einer ungenügend scharfen diagnostischen Abgrenzung der Begriffe niedriger Blutdruck, hypotoner Symptomenkomplex sowie hypotone Regulationsstörungen des Kreislaufes.

6.1.1 Leitsymptome bei asymptomatischer Hypotonie

1. Blutdruckwerte im Liegen systolisch bei männlichen Erwachsenen maximal unter 110, bei weiblichen unter 105 mmHg.

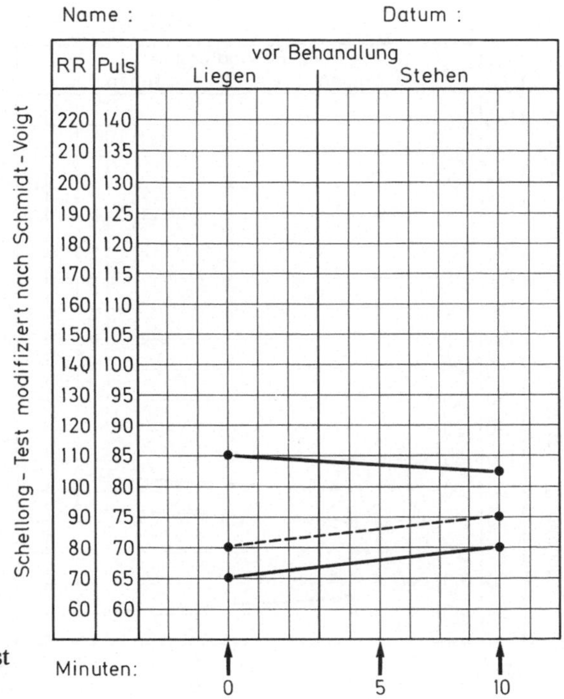

Abb. 42. Orthostatischer Kreislauftest bei asymptomatischer Hypotonie

2. Konstanz der niedrigen RR-Werte, unbeeinflußt durch Körperlage und Körperhaltung (vgl. Abb. 42).
3. Subjektive Beschwerdefreiheit.
4. Fehlen objektiver Auswirkungen, insbesondere etwaiger Beeinträchtigungen der Herz-Kreislauf-Funktion. Daher auch normales Funktions-EKG bei Belastung und bei Orthostase.

In der *klinischen Wertung* bedeutet die asymptomatische Hypotonie ausschließlich einen apparativen Befund bei der Blutdruckmessung im Sinne einer Normvariante ohne klinisch relevante Bedeutung für Gegenwart und Zukunft. Eine therapeutische Konsequenz ist daher nicht gegeben. Es ist aber wichtig, den Patienten psychologisch zu führen, damit er sich nicht eine Krankheit einbildet, die er gar nicht hat. Es hängt also von der Überzeugungskraft des behandelnden Arztes ab, ob der Patient die Bedeutungslosigkeit des niedrigen Blutdruckwertes einsieht.

6.1.2 Leitsymptome bei hypotonem Symptomenkomplex

1. Niedriger systolischer Blutdruck im Liegen, bei männlichen Patienten unter 110, bei weiblichen unter 105 mmHg.
2. Die niedrigen Blutdruckwerte bleiben konstant, unabhängig von Körperlage und Körperhaltung (Abb. 43).
3. Ein häufig vielschichtiges subjektives Beschwerdebild: körperliche und psychische Leistungsschwäche und leichte vorzeitige Erschöpfbarkeit, unerklärte Mü-

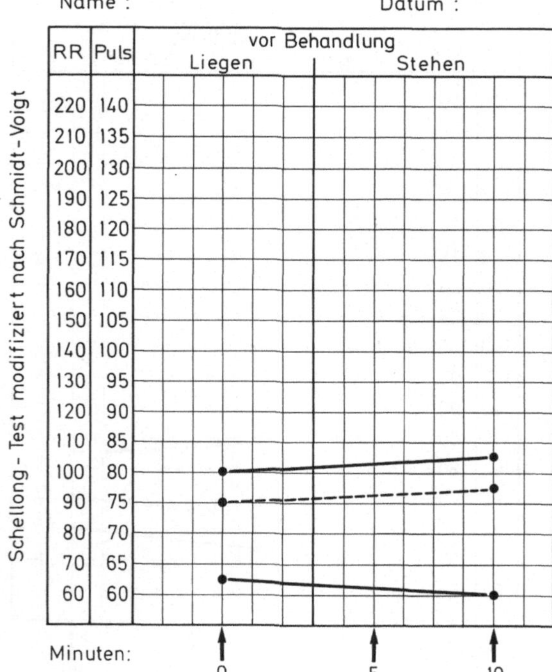

Abb. 43. Orthostatischer Kreislauftest bei hypotonem Symptomkomplex

digkeit und Mattigkeit bei psychischer Antriebsschwäche. Der Patient bekommt schnell kalte Hände und kalte Füße. Er ist ausgesprochen wetterfühlig und neigt zu länger anhaltenden, z.T. wetter- und klimabedingten Depressionen bei psychovegetativer Unausgeglichenheit.

4. Auftreten überwiegend bei leptosom-asthenischem Konstitutionstyp mit röntgenologisch mittelständigem Hypotonieherz („Tropfenherz").

Patienten mit einem hypotonen Symptomenkomplex sind einem erheblichen Leidensdruck ausgesetzt und sollten daher medikamentös behandelt werden. Den Behandlungserfolg darf man allerdings nicht daran messen, ob der Blutdruck gestiegen ist. Es ist zunächst wichtig, daß sich der Patient wohl fühlt, also subjektiv beschwerdefrei ist.

6.1.3 Leitsymptome bei hypoton-orthostatischer Kreislaufregulationsstörung

1. Bei *horizontaler Körperlage und Körperruhe* sind sowohl normotone wie hypertone Blutdruckwerte möglich. Eine primäre Hypotonie im Liegen ist kein obligates Kriterium.

2. Im Gegensatz zu asymptomatischer Hypotonie und hypotonem Symptomenkomplex treten bei orthostatischer Kreislaufregulationsstörung *lagebedingte Veränderungen des Blutdruckes und der Pulsfrequenz* auf. Bei aufrechter Körperhaltung verändert sich sowohl der systolische wie auch der diastolische Wert. Diese Veränderung kann sofort nach dem Aufstehen als Sofortreaktion bei Frühregulationsstörungen auftreten und sich dann im weiteren Verlauf rasch auf normale Blutdruckwerte einpendeln. Diese Form läßt sich diagnostisch nur durch eine *kontinuierliche* Registrierung von Puls und Blutdruck sichern. Bei 95% der Patienten finden wir weit häufiger Spätregulationsstörungen, d.h. Veränderungen treten erst nach etwa 5minütiger aufrechter Körperhaltung auf.

3. Eine orthostatische Kreislaufregulationsstörung kann durch den *orthostatischen Kreislauftest* nachgewiesen werden: Blutdruck und Pulsfrequenz werden zunächst im Liegen gemessen und in ein Koordinatensystem eingetragen. Eine zweite Messung erfolgt nach 10minütiger aufrechter Körperhaltung an dem noch stehenden Patienten (vgl. Abb.42–44).

4. Bei *pathologischem Kreislauftest* finden wir 2 unterschiedliche Formen einer Regulationsstörung:

   a) Bei der Regelung des Blutdrucks spielt Noradrenalin als Neurotransmitter eine ausschlaggebende Rolle, wobei es an den sympathisch innervierten Organen seine Effekte entfaltet: Vasokonstriktion an den Gefäßen, positiv-inotrope Wirkung am Herzmuskel. So ist es verständlich, daß es bei einem Mangel an adrenergen Substanzen zu einer *asympathikotonen Kreislaufregulationsstörung* kommt. Bei aufrechter Körperhaltung sinkt sowohl der systolische wie auch der diastolische Blutdruck gleichmäßig ab, während die Pulsfrequenz nur in unbedeutendem Maße ansteigt (vgl. Abb.45).

   b) Bei der *hypersympathikotonen Form* ist die Produktion der adrenerg angreifenden Katecholamine hingegen überschießend; dies macht sich ebenfalls während des Stehens in einem abnormen Blutdruckverhalten bemerkbar. Der dia-

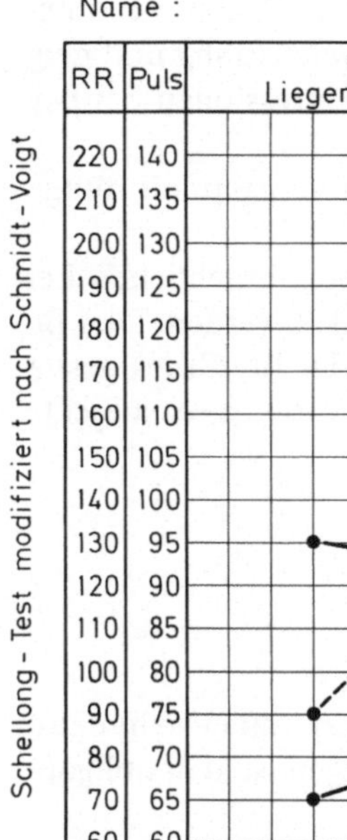

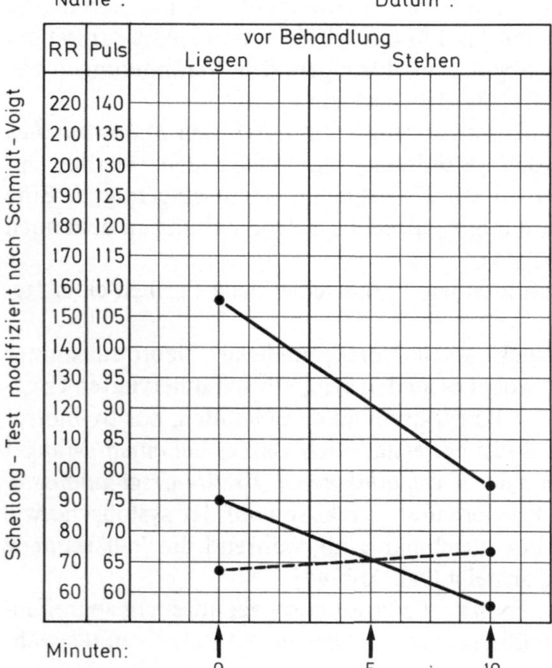

Abb. 44. Orthostatischer Kreislauftest bei hypoton-orthostatischer Kreislaufregulationsstörung (hypersympathikotone Form)

Abb. 45. Orthostatischer Kreislauftest bei asympathikoton-orthostatischer Kreislaufregulationsstörung

stolische Blutdruck steigt an, während der systolische Blutdruck in relativ geringem Maße abfällt; es entsteht eine Einengung der Blutdruckamplitude. Die Pulsfrequenz erfährt eine erhebliche Beschleunigung (vgl. Abb. 44).

5. Im *subjektiven Beschwerdebild* der Anamnese steht an erster Stelle der orthostatische Schwindel, der mit dem Wechsel der Körperhaltung verknüpft ist. Je länger der Patient steht, um so stärker tritt ein Flimmern mit Schwarzwerden vor den Augen als „black out" auf. Der Patient kann auch für kurze Zeit ohnmächtig werden und zu Boden stürzen.

Neben dem Leitsymptom Schwindel-Kreislaufkollaps finden sich die subjektiven Beeinträchtigungen, die bereits beim hypotonen Symptomenkomplex beschrieben wurden.

6.2 Asympathikoton-orthostatische Kreislaufregulationsstörung

Frühere Anamnese

73jähriger Patient. Im 2. Weltkrieg Verlust des linken Beines durch Granatsplitterverletzung. Seit etwa 15 Jahren Hypertonie mit maximalen Blutdruckwerten bis 220/110 mmHg. Inkonsequente medikamentöse Behandlung der Hypertonie mit zeitweise längeren Unterbrechungen. Zuletzt Gabe von α-Methyldopa-Präparaten und β-Blockern.

Jetzige Anamnese

Unter medikamentöser Dauertherapie weitgehend ausgeglichene Blutdruckwerte, jetzt um 150/95 mmHg, bei Messen im Liegen. Seit etwa 4 Monaten das Wohlbefinden und die Gehsicherheit („Wegsteuer") beeinträchtigende Schwindelanfälle. Auslösung dieser Schwindelbeschwerden abhängig von der Körperlage, Auftreten v. a. bei raschem Wechsel (Aufstehen und Bücken) und bei längerem Stehen. 2mal schwindelbedingter Sturz mit kurzdauernder Ohnmacht, wobei die Heftigkeit des Sturzes abgebremst werden konnte. Keine Beeinträchtigung der Gedächtnisleistung.

Bisherige Fehlbeurteilung

Vaskuläre Schwindelanfälle bei zerebraler Gefäßsklerose und Hypertonie. Gehunsicherheit durch Beinprothese links.

Wesentlicher Befund

– *Körperliche Untersuchung:* Keine kardiogenen Dekompensationszeichen. Blutdruck im Liegen 155/90 mmHg, im Stehen 95/55 mmHg. Herzrhythmus regelmäßig. Leises systolisches Geräusch von rauh-kratzendem Klangcharakter bei Aortensklerose ohne Fortleitung in die Halsarterien. Romberg-Zeichen: Deutliche Unsicherheit im Stehen mit unsystematischer Fallneigung. Puls 64/min im Liegen, im Stehen 66 Schläge/min, regelmäßig.

Apparative Zusatzdiagnostik

- *Kreislauftest* (Abb. 45): Ausgesprochen pathologischer Befund einer hypoton-asympathikotonen Form der orthostatischen Kreislaufregulationsstörung.
- *Ruhe-, Belastungs- und Steh-EKG:* O.B. mit Abfall des Blutdruckes von 160/90 auf 95/55 mmHg bei Pulsfrequenz 64 und 66/min.
- *Thoraxröntgenbild:* Herz und Lunge ohne Auffälligkeiten.
- *Zerebrale Computertomographie:* Normalbefund, insbesondere auch keine Hirnatrophie.
- *Laborchemie:* Normalbefunde.
- *Intelligenz- und Merktests:* Altersentsprechend im Normbereich.

Korrigierte Diagnose

Kreislaufbedingte Schwindelbeschwerden und gelegentlicher orthostatischer Kreislaufkollaps bei medikamentös induzierter asympathikotoner Form einer orthostatischen Kreislaufregulationsstörung.

Kritische Wertung (diagnostische Fallgrube)

Reflexdiagnostische Verknüpfung anamnestisch angegebener Schwindelbeschwerden mit dem höheren Lebensalter und der dadurch naheliegenden kausalen Annahme einer zerebralen Gefäßsklerose. Nichtbeachtung der Normalleistung des Neugedächtnisses bei dem auch im übrigen in seiner biologischen Verfügbarkeit im Vergleich zum Lebensalter eher jüngeren Patienten. Nichteinbeziehung der ausgesprochenen Lageabhängigkeit der Schwindelauslösung in die diagnostischen Erwägungen (Schwindel ausschließlich bei Orthostase). Schließlich versäumte Kreislauffunktionsdiagnostik durch vergleichende Messungen von Blutdruck und Puls im Liegen und im Stehen.

Therapeutische Folgerungen

Gezielte kreislaufwirksame medikamentöse Therapie mit adrenerg-wirkenden Substanzen, wie z. B. Regulton, Ordinal forte, Carnigen forte oder ähnliches in ausreichender Dosierung. Bemessungsgrundlage für eine antihypertone Therapie bildet ausschließlich der im Stehen gemessene Blutdruckwert.

7 Herzauskultation

7.1 Akzidentelles Herzgeräusch

Frühere Anamnese

11jähriges Mädchen. Bisher nur grippale Bagatellerkrankungen. Keine akut-rheumatische Polyarthritis, keine Anginen. Gute Schulleistungen, auch beim Sport und Turnen.

Jetzige Anamnese

Anläßlich einer schulärztlichen Untersuchung Feststellung eines *Herzgeräusches* mit dem Verdacht auf angeborenen oder erworbenen Herzfehler. Deshalb zunächst Befreiung vom Schulsport und Empfehlung einer weitgehenden körperlichen Schonung. Erörterung der etwaigen Notwendigkeit einer Herzoperation durch den Schularzt mit den Eltern in Gegenwart des Kindes. Entsprechende psychische Beunruhigung bei Kind und Eltern. Subjektiv Beschwerdefreiheit bei altersentsprechend guter körperlicher Leistungsfähigkeit.

Bisherige Fehlbeurteilung

Verdacht auf angeborene Angiokardiopathie vom Typ eines Vorhofseptumdefektes (Sekundumtyp) oder einer Pulmonalstenose. Diskussion eines erworbenen Herzklappenfehlers: Mitralinsuffizienz Typ I.

Wesentliche Befunde

- *Körperliche Untersuchung:* Alterentsprechend normaler körperlicher Entwicklungszustand mit Wachstumsleptosomie während der zweiten Streckung. Keine kardiogenen Dekompensationserscheinungen, insbesondere keine Gesichts- oder Lippenzyanose. Keine Trommelschlegelfinger oder Trommelschlegelzehen. Thorax normal geformt ohne Herzbuckelbildung (Voussure). Blutdruck im Liegen 115/70 mmHg, Ruhepuls 83/min, regelmäßig.
- *Herzauskultation:* Altersphysiologische konstante Spaltung des I. Herztons sowie inspiratorische Spaltung des II. Herztons. Systolisches Sofortgeräusch von Dekreszendocharakter über S_4 (Pulmonalregion), im Liegen deutlich nachweisbar mit einer Geräuschstärke 2/6, im Stehen jedoch nicht mehr hörbar.

Apparative Zusatzdiagnostik

- *Herzschallaufnahme über* S_4 (Abb.46): Im Liegen systolisches Sofortgeräusch von Dekreszendocharakter, im Stehen kein Geräuschnachweis. Spaltung des I. und II. Herztons nur im Liegen.
- *EKG:* Ruhe- und Belastungs-EKG o. B., ebenso im Steh-EKG Normalbefund.
- *Thoraxröntgenbild:* Herz und Lunge o. B. Keine Fehlerform des Herzens.

Korrigierte Diagnose

Klinisch bedeutungsloses sog. „akzidentelles" systolisches Geräusch als physiologischer Befund im Kindes- und Jugendalter ohne organpathologische Grundlage. Kein Hinweis auf eine angeborene oder erworbene Herzerkrankung.

Kritische Wertung (diagnostische Fallgrube)

Bei Feststellung eines systolischen Herzgeräusches im Kindes- und Jugendalter häufig zu beobachtendes Versäumnis einer vergleichenden *Funktionsauskultation* des Herzens im Liegen und im Stehen. Dadurch naheliegende irrtümliche Annah-

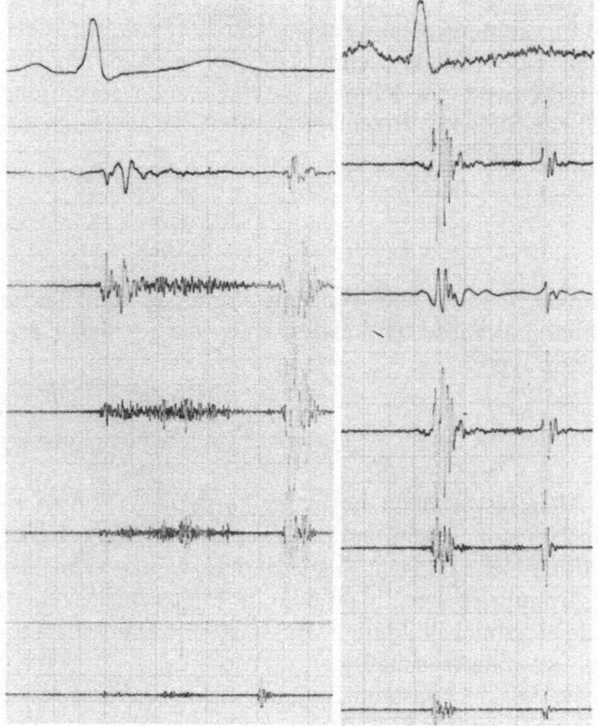

Abb. 46. Akzidentelles systolisches Herzgeräusch (11jährige Patientin). *Links:* Im Liegen nachweisbar; *rechts:* im Stehen nicht nachweisbar

me eines organischen Herzfehlers, obwohl es sich um ein bedeutungsloses systolisches Geräusch handelt. Dieser Typ eines funktionell-akzidentellen Herzgeräusches findet sich bei etwa 80 von 100 Kindern und Jugendlichen. Geräusche dieser Art sind in ihrer Ausbildung ausgesprochen abhängig von der Körperlage: Bei Horizontallage sind sie deutlich wahrnehmbar, bei aufrechter Körperhaltung verschwinden sie jedoch sofort. Organisch bedingte Herzgeräusche bleiben dagegen im Auskultationsbefund in der Regel konstant. Sie sind ebenso im Liegen wie im Stehen sowohl bei der Herzauskultation wie im Phonokardiogramm (Abb. 47) mit gleicher Klangcharakteristik und Intensität nachweisbar.

Therapeutische Folgerung

Keine Notwendigkeit besonderer therapeutischer Maßnahmen. Insbesondere keine Indikation zu einem herzchirurgischen Eingriff. Daher erscheint bei eindeutigem Auskultationsbefund in der dargestellten Form in der Regel auch eine spezielle Zusatzdiagnostik wie Echokardiographie und v.a. Herzkatheteruntersuchung ent-

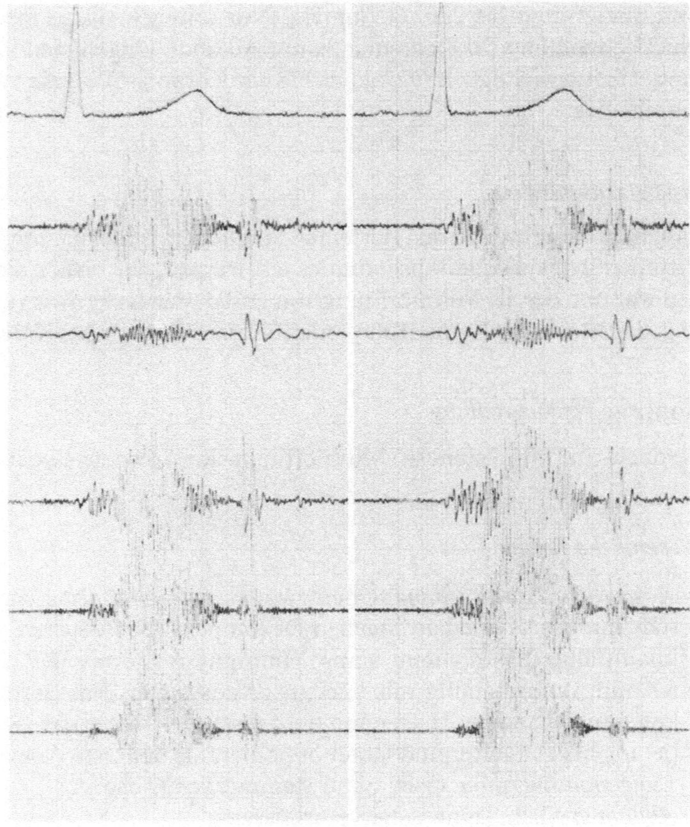

Abb. 47. Organisches systolisches Herzgeräusch bei Pulmonalstenose (11jährige Patientin). *Links:* Im Liegen nachweisbar; *rechts:* im Stehen nachweisbar

behrlich. Keine Beschränkung in der altersentsprechenden körperlichen Belastbarkeit, insbesondere auch kein Anlaß zur Zurückstellung vom Schulsport. Bewahrung vor iatrogenem Herzkrüppeltum durch Vermeidung unbedacht-unqualifizierter Äußerungen sowie nicht angezeigter körperlicher Schonung. Medikamentöse Maßnahmen („zur Herzstärkung") nicht zuletzt auch aus psychologisch-erzieherischen Gründen streng kontraindiziert. Vielmehr Sorge für psychische Unbekümmertheit, Ausgeglichenheit und Zutrauen für die eigene Gesundheit und Leistungsfähigkeit bei den oft zu Unrecht verunsicherten Kindern und ihren Eltern durch Aufklärung über die Harmlosigkeit des Herzbefundes, mit Empfehlung einer altersangepaßten normalen Lebensweise und Belastung des Kindes in Schule und Freizeit. Dies erfordert nicht selten ein besonderes ärztliches Bemühen um den Abbau der zuvor induzierten Vorstellungen einer „schweren Herzkrankheit".

7.2 Spaltung des II. Herztons bei Schenkelblock

Frühere Anamnese

Bei dem jetzt 62jährigen Patienten seit 20 Jahren bekannte Neigung zu erhöhten Blutdruckwerten bis 220/115 mmHg. Nur unregelmäßige medikamentöse Hochdruckbehandlung. 20 Zigaretten, kaum Alkohol. Ungenügendes körperliches Training. Übergewichtigkeit (92 kg bei 178 cm Körpergröße), die väterlicherseits in der Familie liegt.

Jetzige Anamnese

Subjektiv beschwerdefrei. Bei einer kürzlichen Untersuchung Feststellung eines auffallenden Auskultationsbefundes am Herzen, der bisher nicht beobachtet worden war und der als Mitralöffnungston und damit als Hinweis auf eine Mitralstenose gedeutet wurde. Keine Ruhe- oder Belastungsdyspnoe. Keine Nykturie.

Bisherige Fehlbeurteilung

Verdacht auf Mitralstenose (Mitralöffnungston). Primär-essentielle Hypertonie.

Wesentliche Befunde

– *Körperliche Untersuchung:* Übergewichtiger Patient ohne vorzeitige Alterungserscheinungen. Keine kardiogenen Dekompensationszeichen. Gesicht und Aspekt unauffällig, insbesondere keine Mitralphysiognomie. RR 205/110 mmHg, RP 64/min, unregelmäßig mit kurzem protosystolischem Sofortgeräusch von Dekreszendocharakter. II. Herzton breit gespalten, wobei der zweite Anteil der Doppelung akzentuierter und lauter imponiert als der erste Anteil.
– *Lungenauskultation:* O.B., ohne Stauungsgeräusche.
– *Abdomen:* O.B., keine Lebervergrößerung.
– *Hepatojugulärer Reflux:* negativ.
– *Übriger körperlicher Befund:* Unauffällig.

Apparative Zusatzdiagnostik

- *Ruhe-EKG* (Abb. 48): Linksschenkelblock. QRS II 0,13 s. Normfrequente Form einer absoluten Kammerarrhythmie infolge Vorhofflimmerns.
- *Herzschallaufnahme über S_1* (Abb. 49 links): I. Herzton normal. Protosystolisches Sofortgeräusch von kurzer Dauer, geringer Amplitude und mittlerer Frequenz bei Aortensklerose. Konstante breite Spaltung des II. Herztons, dessen erster Anteil (II_P) noch in die T-Zacke fällt, während der zweite Anteil als II_A eine höhere Frequenz zeigt (Aortenklappenschluß). Während der Diastole keine pathologischen Extratöne oder Herzgeräusche.
- *Echokardiogramm:* Kein Anhalt für Mitralstenose.
- *Thoraxröntgenbild:* Lunge o. B. ohne kardiogene Stauungszeichen. Herz aortenkonfiguriert mit Hypertrophie des linken Ventrikels ohne Stauung des linken Vorhofs. Aortensklerose.
- *Labor:* Cholesterin und Triglyzeride mit 360 mg% bzw. 215 mg% erhöht. Harnsäure 8,6 mg%. Kreatinin 1,3 mg%. Übrige Werte im Normbereich.

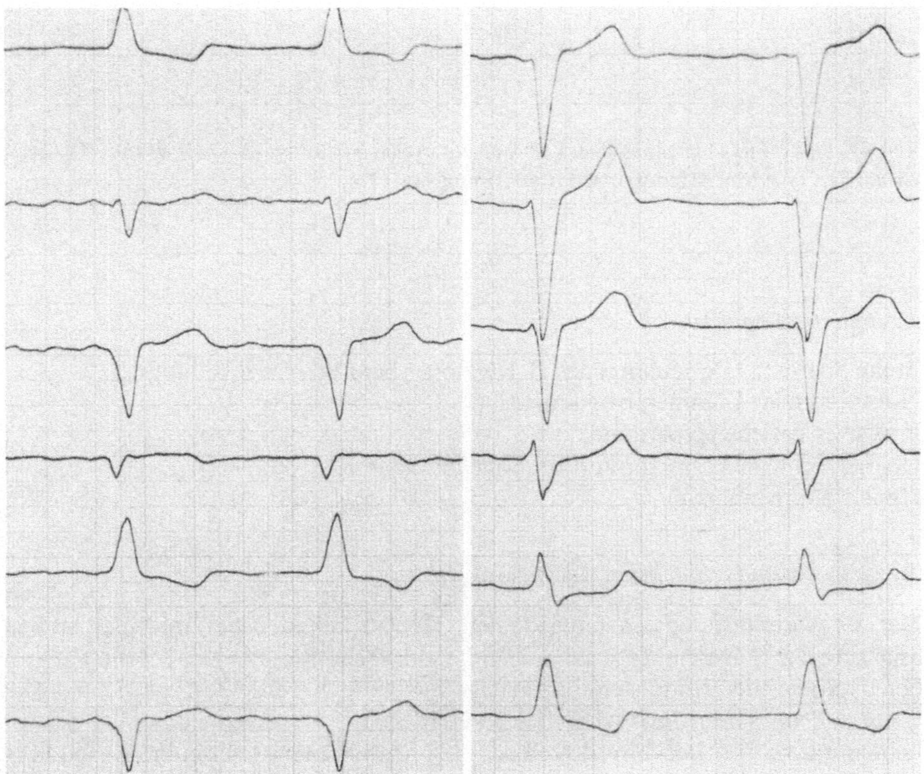

Abb. 48. EKG bei Linksschenkelblock

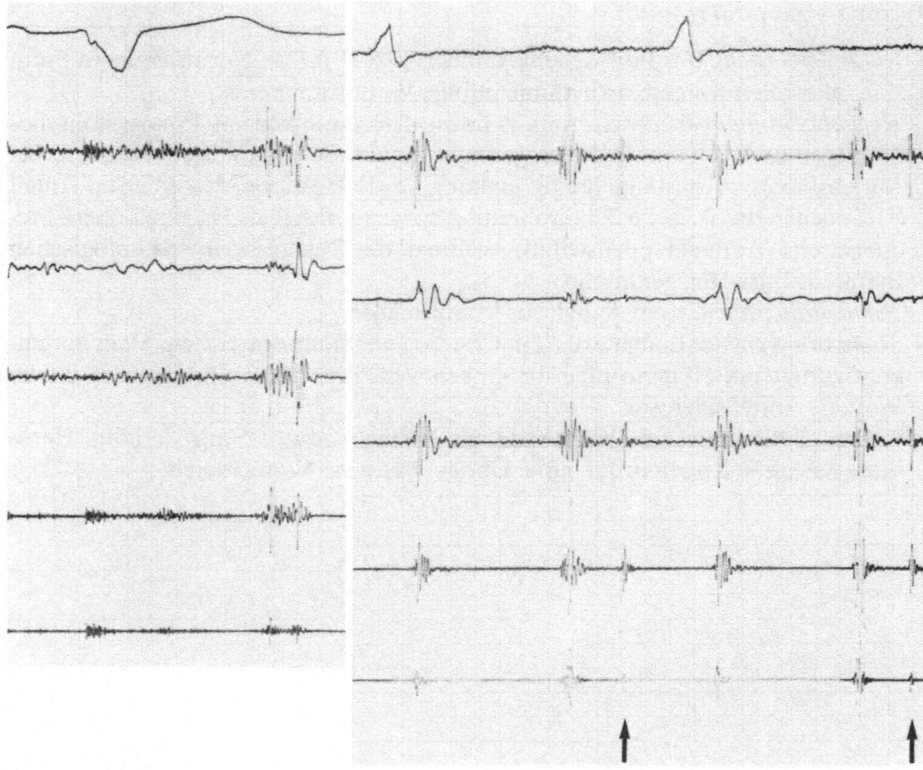

Abb. 49. Links: PKG bei Linksschenkelblock mit breiter Spaltung des II. Herztones (II$_p$–II$_A$); *rechts:* PKG bei Mitralstenose mit Mitralöffnungston (↑)

Korrigierte Diagnose

Breite Spaltung (Doppelung) des II. Herztones bei Linksschenkelblock.
Normfrequente Flimmerarrhythmie.
Primär-essentielle Hypertonie.
Übergewichtigkeit familiär-konstitutioneller Genese.
Hyperlipoproteinämie.

Kritische Wertung (diagnostische Fallgrube)

Der als Mitralöffnungston fehlgedeutete Herzauskultationsbefund einer breiten Spaltung des II. Herztones zusammen mit dem Vorhofflimmern lassen die Fallgrubenannahme einer Mitralstenose zunächst verständlich werden. Als gewichtige Gegenargumente sind jedoch schon bei der einfachen Untersuchung das Alter des Patienten mit völliger Beschwerdefreiheit – bei Mitralstenose frühzeitige Ausbildung einer Belastungsdyspnoe – sowie das Fehlen typischer Gesichtsrötung bei Mitralphysiognomie anzuführen. Auch zeigt der Herzauskultationsbefund das für Linksschenkelblock charakteristische paradoxe Lautstärkeverhalten der Doppelungsanteile des II. Tones mit Akzentuation des zweiten aortalen Anteiles. Das umgekehrte Lautstärkeverhalten des Mitralöffnungstons bei Mitralstenose zeigt zum Vergleich die Abb. 49 Rechts. Dieses Phänomen erklärt sich aus dem schenkelblockbedingten asynchronen Klappenschluß: Bei Linksblock paradoxerweise zunächst Pulmonal-, dann Aortenklappen. Bei Rechtsblock entsprechend umgekehrtes Verhalten. Gegen die Annahme einer Mitralstenose sprechen im übrigen auch der Röntgenbefund des Herzens sowie das Echokardiogramm.

Therapeutische Folgerung

Möglichst optimale Hochdruckeinstellung durch wirksame und konsequent durchgeführte allgemeine sowie medikamentöse Behandlung. Weitergehende und aufwendige Diagnostik sowie evtl. therapeutische Überlegungen (operativer Klappenersatz) hinsichtlich Mitralstenose wegen Sicherheit der Diagnose entbehrlich.

7.3 Perikardton bei Panzerherz

Frühere Anamnese

Mit etwa 25 Jahren hat die jetzt 48jährige Patientin eine fieberhafte „Grippe" durchgemacht mit längerer Krankheitsdauer. Damals sei auch das Rippenfell angegriffen gewesen. 3 normale Entbindungen. Seit etwa 5 Jahren Nachlassen der allgemeinen Leistungsfähigkeit. Kurzatmigkeit bei körperlichen Anstrengungen und Schwellungen in beiden Beinen, die bisher auf Krampfaderbildung zurückgeführt wurden.

Jetzige Anamnese

In den letzten 6 Monaten erhebliche Zunahme zunächst des Leibesumfanges, später auch der Beinschwellungen. Druckgefühl im Leib; besonders im rechten Oberbauch stärkeres Spannungsgefühl mit dem Verdacht auf Gallensteine bzw. Stauung in der Gallenblase. Am Herzen sei ein „bedeutungsloses Geräusch" nach dem II. Herzton beobachtet worden.

Bisherige Fehlbeurteilung

Statisch-zirkulatorische Beinödeme bei Unterschenkelvarizen ohne Anhalt für eine organische Herzkrankheit.
Dyspeptische Oberbauchbeschwerden infolge Cholezystopathie mit Verdacht auf Cholelithiasis.
Protodiastolische Unreinheit des II. Herztons bzw. Geräuschbildung.

Wesentliche Befunde

- *Körperliche Untersuchung:* 48jährige Patientin in deutlich reduziertem Allgemeinzustand. Keine Lippen- oder Gesichtszyanose. Ruhedyspnoe. Symmetrische Ödeme mit deutlicher Dellenbildung bei Druck an beiden Beinen bis zum Oberschenkel (Abb. 50). Kein Aszites. Symmetrische Stauung der Halsvenen. Leber 3 QF unter dem rechten Rippenbogen, weiche Konsistenz. Eindrucksvoll positiver hepatojugulärer Reflux. RR 140/90 mmHg, RP 95/min, regelmäßig.
- *Herzauskultation:* Leise Herztöne. Protodiastolischer Extraton in längerem Abstand nach dem normal ausgebildeten II. Herzton und von dumpfem, echoartigem Klangcharakter (Abb. 52). Regelmäßiger Herzrhythmus ohne Extrasystolen.

Apparative Zusatzdiagnostik

- *Ruhe-EKG* (Abb. 51): Regelmäßiger Sinusrhythmus. Frequenz 90/min. Niederspannung. P-dextroatriale wie bei Cor pulmonale. Pathologischer Rechtstyp.
- *Herzschallaufnahme über* S_1 (Abb. 52): Beide Herztöne von geringer Amplitude. Konstante paradoxe Spaltung des II. Herztons. Diesem folgt im Abstand von 0,30 s ein protodiastolischer Extraton. Er ist wegen seiner geringen Ausschlags-

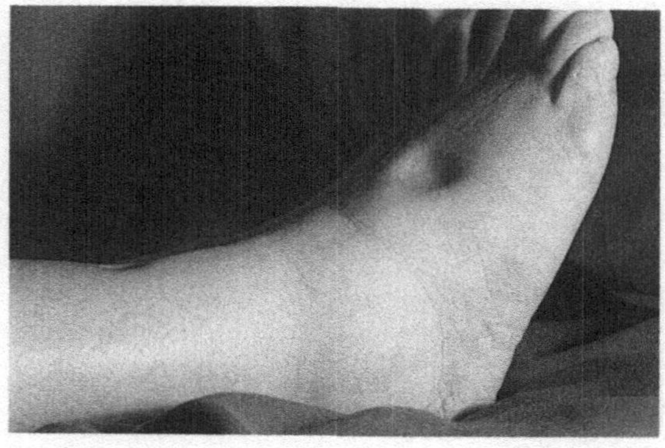

Abb. 50. Kardiogenes Beinödem bei Panzerherz

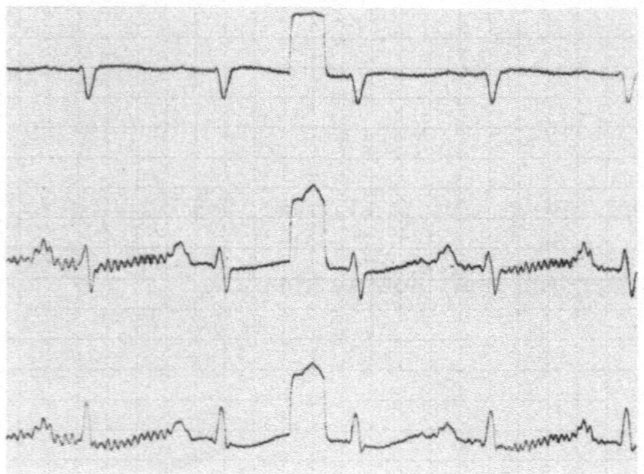

Abb. 51. EKG bei Panzerherz (Cor pulmonale)

höhe, seiner niedrigen Frequenz von 35–70 Hz und wegen seines späten Einfalles von 0,30 s als protodiastolischer Perikardton zu deuten.

- *Thoraxröntgenbild* (Abb. 53): Lunge o.B., insbesondere ohne Hinweis auf eine kardiogene Lungenstauung. Herzfigur nicht pathologisch vergrößert. Deutliche Ausbildung einer perikardialen Kalkschwiele im Bereich des rechten Ventrikels.
- *Kymographie:* Erhebliche Bewegungseinschränkung der rechtsventrikulären Muskulatur.
- *Echokardiogramm:* Bestätigung der ausgedehnten perikardialen Schwielenbildung.
- *Pulmonale Druckmessung:* Beträchtliche Druckerhöhung auf 50 mmHg.
- *Laborbefunde:* γ-GT-Erhöhung 50 mU, SGOT 42 mU, SGPT 38 mU. Bilirubin i.S. 1,6 mg%. Sonst unauffällige Befunde.

Korrigierte Diagnose

Kardiogene Beinödeme und Leberstauung bei ausgeprägter manifester chronischer Einflußstauung in das rechte Herz infolge konstriktiver Perikarditis mit flächenhafter verkalkter Perikardschwiele und Umklammerung des rechten Ventrikels (Panzerherz).

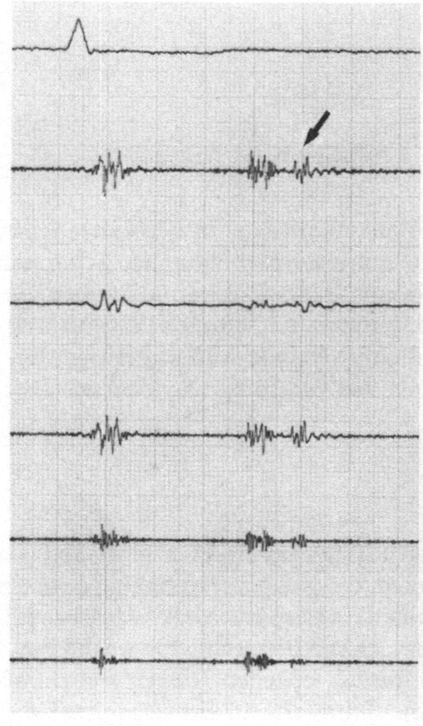

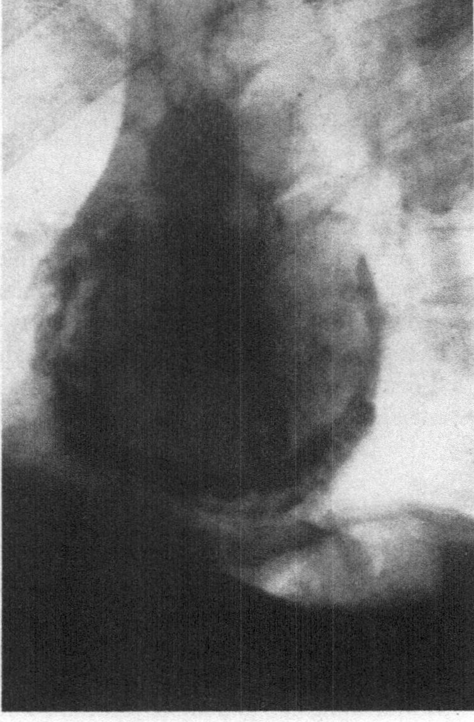

Abb. 52. PKG: Perikardton bei Panzerherz   *Abb. 53.* Röntgenbefund bei Panzerherz

Kritische Wertung (diagnostische Fallgrube)

Die Fehlinterpretation der Beinödeme als statisch-zirkulatorisch bedingt und die Oberbauchbeschwerden als Folge einer Gallenblasenerkrankung hätte sich schon durch die richtige Deutung des auffallenden Befundes bei der Herzauskultation vermeiden lassen. Protodiastolische Schallphänomene – hier zwar gehört, jedoch als „Unreinheit" falsch gedeutet – sind beim Erwachsenen so gut wie nie von harmloser Natur. Intensität, Klangcharakter und weite Distanz zum vorangehenden II. Ton legen schon auskultatorisch die Vermutung eines Perikardtones bei Panzerherz nahe. Der EKG-Befund mit dem Nachweis eines Cor pulmonale und Niederspannung zusammen mit der Abschwächung der Herztöne unterstützt diese Annahme. Der Röntgenbefund mit der Ausbildung eines eher kleinen Herzens und Fehlen einer Lungenstauung trotz erheblicher Manifestation klinischer Zeichen einer Rechtsinsuffizienz sowie das pathologische Egebnis der Echokardiographie liefern schließlich den schlüssigen klinischen Beweis für die konstriktive Perikarditis.
Die Beobachtung einer den starken Beinödemen zeitlich vorausgegangenen Zunahme des Leibumfanges ist retrospektiv als sog. Aszites praecox aufzufassen und ebenfalls für die Entwicklung eines Panzerherzens typisch.

Therapeutische Folgerung

Keine weiteren Versuche einer konservativ-medikamentösen Beeinflussung der Krankheitssymptomatik, sondern operative Desobliteration der umklammernden Perikardschwiele.

7.4 Systolischer Klick

Frühere Anamnese

42jährige Patientin ohne bemerkenswerte Akutkrankheiten. Insbesondere keine Anginen oder rheumatischen Erkrankungen. 2 normale Entbindungen. Schon seit vielen Jahren gelegentlich Herzsensationen, die als Überschlagen und Stolpern des Herzens mit Angstgefühl empfunden werden. Neigung zu niedrigen Blutdruckwerten. Bei wiederholten Untersuchungen auskultatorisch eine Auffälligkeit am Herzen festgestellt ohne nähere Bezeichnung. Auch bei Belastung völlig normale Leistungsfähigkeit, niemals Kurzatmigkeit.

Jetzige Anamnese

Vor 2 Wochen nach vorausgegangenem heftigem Herzstolpern erstmals Anfall von Herzrasen mit stark beschleunigter Herztätigkeit, die völlig unregelmäßig gewesen sei. Kein vermehrtes Wasserlassen im Sinne einer Urina spastica bei Anfallsbeendigung, jedoch starkes Angstgefühl und auch psychische Beunruhigung wegen Empfindung einer akut drohenden Gefahr. Dem hinzugezogenen Notarzt fiel ein als Mitralöffnungston gedeuteter protodiastolischer Extraton auf. Einweisung zur weiteren diagnostischen Überprüfung auf Mitralstenose.

Bisherige Fehlbeurteilung

Rezidivierende Extrasystolie und einmalige paroxysmale Flimmertachykardie bei Verdacht auf Mitralstenose.

Wesentliche Befunde

- *Körperliche Untersuchung:* 42jährige Patientin von leptosomem Konstitutionstyp. Größe 169 cm, Gewicht 59 kg. Sonst im Aspekt unauffällig. Kein Mitralgesicht. Keine kardiogenen Dekompensationszeichen. RR 125/75 mmHg, RP 84/min, regelmäßig.
- *Herzauskultation:* I. und II. Herzton unauffällig. In kurzem Abstand vor dem II. Herzton ein klickartiger Extraton mit festem Einfall bei angehaltener Atmung, von kurzer Dauer und hellem Klangcharakter. Bei tiefer Inspiration verschiebt sich der Extraton zur Mesosystole hin. Keine Herzgeräusche.
- *Lungenauskultation:* Normalbefund ohne Stauungszeichen.
- *Abdomen:* O. B.

Apparative Zusatzdiagnostik

- *Ruhe- und Belastungs-EKG:* Normalbefund.
- *Herzschallaufnahme über S_1* (Abb. 54): I. und II. Herzton unauffällig. 0,10 s vor Einfall des II. Herztons ein Extraton mit kurzem Schallimpuls von hohem Fre-

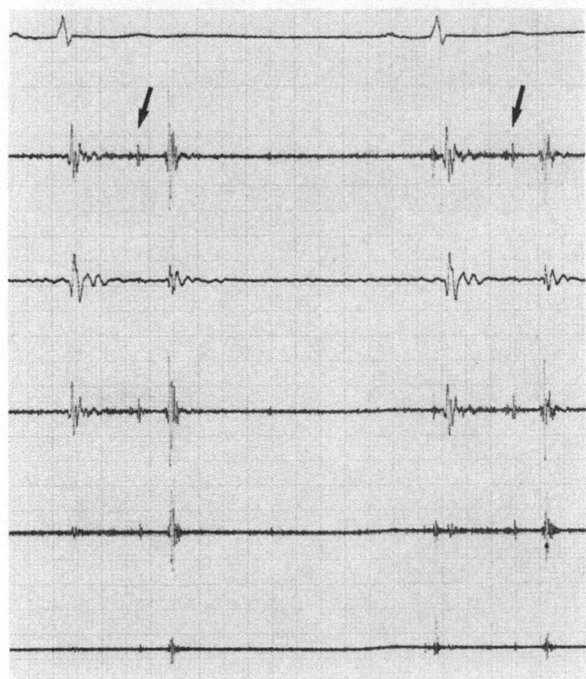

Abb. 54. PKG:
spätsystolischer Klick

quenzgehalt, einem spätsystolischen Klick entsprechend. Keine zusätzlichen Extratöne oder Herzgeräusche.
- *Echokardiographie* (Abb.55): Pathognomonischer Befund bei Mitralsegelprolapssyndrom mit Hängemattenphänomen.
- *Thoraxröntgenbild:* Lunge o.B. Herz dem leptosomen Konstitutionstyp entsprechend mittelständig mit Steilstellung der Herzachse und ohne Fehlerform, insbesondere ohne Anhalt für eine Dilatation des linken Vorhofes bei Mitralstenose.
- *Laborbefunde:* Im Normbereich.

Korrigierte Diagnose

Klicksyndrom (Mitralsegelprolypssyndrom mit spätsystolischem Klick). Gelegentliche extrasystolische Herzrhythmusstörungen und einmalige paroxysmale Flimmertachykardie (tachykarde Form einer absoluten Kammerarrhythmie infolge anfallsweisen Vorhofflimmerns).
Für eine Mitralstenose kein Anhalt.

Kritische Wertung (diagnostische Fallgrube)

Der systolische Klick bildet, insbesondere bei Position während der Spätsystole in Nachbarschaft zum II. Herzton, bei der Auskultation immer wieder Anlaß zu der

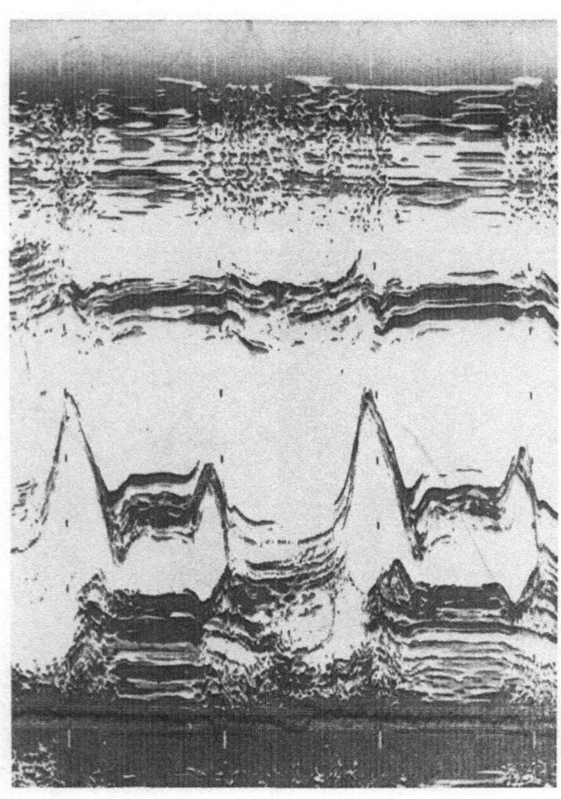

Abb. 55. Echokardiographischer Befund bei Mitralsegelprolapssyndrom

irrtümlichen Annahme eines protodiastolischen Extratones, meist eines Mitralöffnungstons, als pathognomonischem Hinweis auf eine Mitralstenose. Die Fallgrube liegt in der zeitlich benachbarten Beziehung zum II. Herzton. Der Unterschied ergibt sich jedoch schon bei der Herzauskultation durch den ungewöhnlich hellen Klangcharakter und die kurze Dauer des Klicks sowie durch seine Beeinflußbarkeit mittels Körperlage und Atmung. Der Mitralöffnungston folgt dem II. Herzton dagegen konstant als Extraton von niedriger Frequenz und längerer Dauer seines Schallimpulses.

Herzrhythmusstörungen finden sich bei etwa ⅓ der Patienten als supraventrikuläre und ventrikuläre Extrasystolen, Präexzitationsphänomene vom Typ WPW, LGL, Mahaim, Vorhofflimmern und Vorhofflattern, SA-Blockierungen, Kammerflattern und Kammerflimmern als interkurrente kurzdauernde Erscheinungen. Im Schrifttum wurde über notwendig gewordene Reanimationsmaßnahmen bei malignen Herzrhythmusstörungen, sogar von plötzlichen Todesfällen durch Synkopen, berichtet.

Therapeutische Folgerungen

Die Therapie bei Patienten mit Mitralklappenprolapssyndrom ist bestimmt von der klinischen Symptomatik. Der subjektiv-asymptomatische Patient ohne eine der erwähnten Komplikationen bedarf keiner Therapie, jedoch bei entsprechendem Ereignis einer Endokarditisprophylaxe. Bei atypischen Thoraxschmerzen, Palpitationen und anderen funktionellen Herzbeschwerden sind β-Blocker schon in geringer Dosierung eine zuverlässige Hilfe. Bedrohliche bradykarde, tachykarde und maligne ventrikulär-extrasystolische Rhythmusstörungen müssen überwacht und ggf. stationär medikamentös eingestellt werden. Bei neurologischen Komplikationen oder im Zusammenhang mit embolischen Ereignissen ist die Frage einer Antikoagulation oder Gabe von Thrombozytenaggregationshemmern individuell zu entscheiden.

Die *Prognose* des Mitralklappenprolapssyndroms kann bei den meisten Patienten als günstig angenommen werden. Besonderer Überwachung bedürfen jedoch Patienten mit malignen rhythmogenen Herzstörungen, hämodynamisch bedeutsamer Mitralinsuffizienz mit entsprechenden röntgenologischen Veränderungen im Bereich des linken Vorhofes, ferner Patienten mit sog. „floppy valve" sowie mit angeborenen Bindegewebsanomalien, wie z. B. Marfan-Syndrom.

7.5 Mitralsegelprolapssyndrom

Frühere Anamnese

Jetzt 49jährige Patientin. Bis zum 35. Lebensjahr stets gesund gewesen. 6 normale Entbindungen. Erstmals mit 36 Jahren Herzbeschwerden vom Typ anfallsweise auftretender Herzbeschleunigung mit Angstgefühl und Drang zum Wasserlassen (wasserheller Urin). Im Verlauf der weiteren Jahre bis jetzt immer wieder derartige Anfälle. Während der Intervalle auch häufiges Herzstolpern. Wiederholt erhöhte Blutdruckwerte festgestellt bis 190/120 mmHg.

Jetzige Anamnese

In der vergangenen Nacht Inanspruchnahme des ärztlichen Notfalldienstes (Himmelfahrtstag) wegen eines erneuten und nun schon seit 4 h. anhaltenden Herzrasens mit Todesangst. Einweisung in kardiologische Intensivstation.

Bisherige Fehlbeurteilung

Vegetative Herzstörungen. Psychosomatisches Syndrom. Labile Hypertonie. Hypertone Krisen bei Verdacht auf Phäochromozytom. Funktionelle Herzrhythmusstörungen.

Wesentliche Befunde

– *Körperliche Untersuchung:* Ängstlicher Gesichtsausdruck. Gestörte Atmung vom Typ einer Atembeklemmung. Keine kardialen Dekompensationszeichen. Lunge perkutorisch und auskultatorisch o. B. RR 185/110 mmHg.

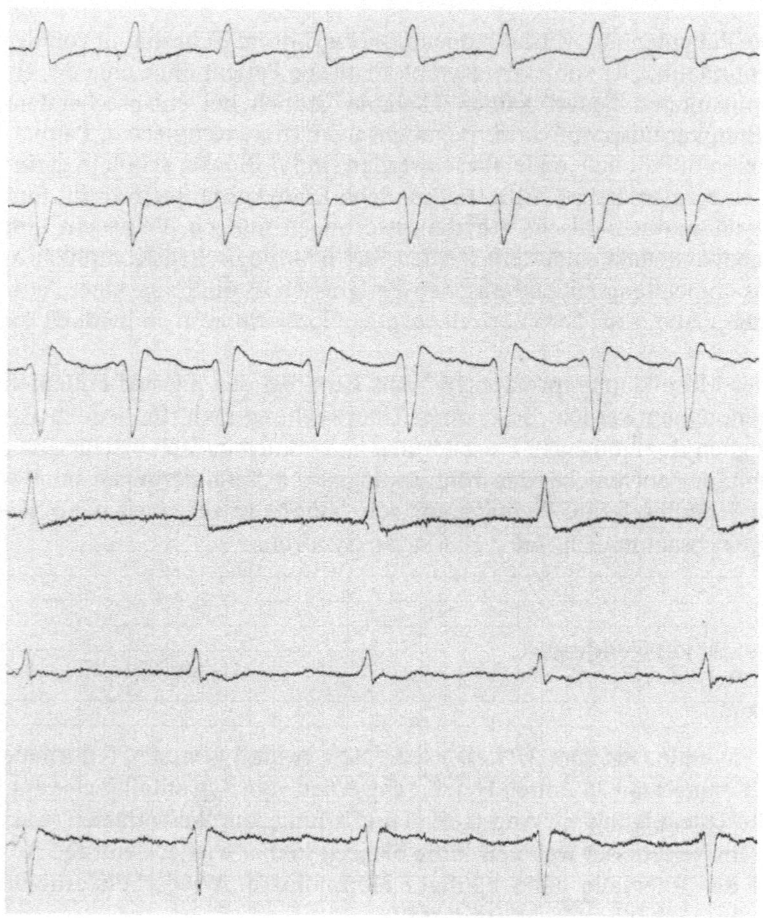

– *Herzauskultation:* Regelmäßige Tachykardie mit Frequenz 160/min (Abb. 56 oben). Nach Karotismassage rechts sofortige Unterbrechung des tachysystolischen Herzanfalls mit Übergang in regelmäßigen Sinusrhythmus und eine Minutenfrequenz von 85 Schlägen (Abb. 56 unten). Jetzt auskultatorisch in Linksseitenlage der Patientin typischer Befund eines spätsystolischen Klicks.

Apparative Zusatzdiagnostik

– *EKG im Anfall* (Abb. 56 oben): Paroxysmale supraventrikuläre Tachykardie mit Kammerfrequenz von 160/min.
– *EKG im Intervall* (Abb. 56 unten): Regelmäßiger Sinusrhythmus mit Frequenz von 85/min. Normalbefund, auch ohne Posttachykardiesyndrom.
– *Herzschallaufnahme über* S_1*:* Pathologischer Befund eines Dreierrhythmus durch doppelten spätsystolischen Klick im tiefen Exspirium (Abb. 57 links) und Verschiebung in die Protomesosystole bei tiefem Inspirium (Abb. 57 rechts). Kein zusätzliches spätsystolisches Kreszendogeräusch.

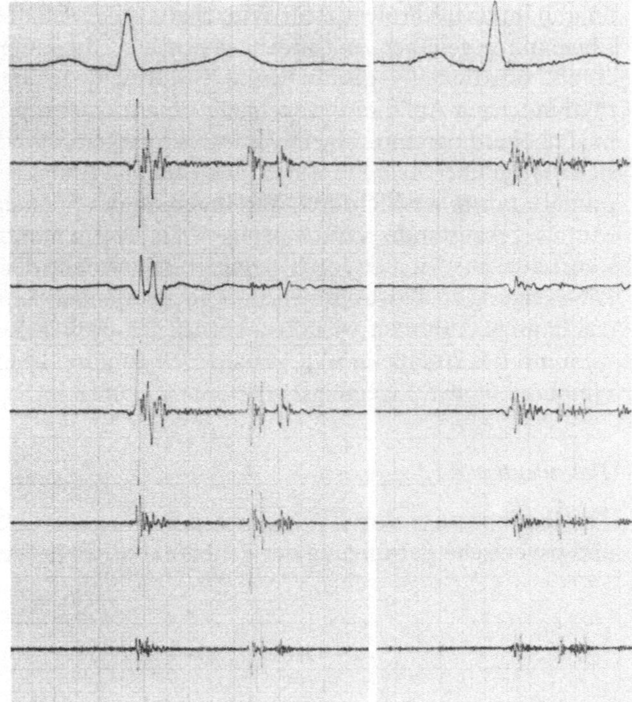

Abb. 57. PKG bei Mitralsegelprolapssyndrom mit doppeltem spätsystolischem Klick in tiefer Exspiration *(links)* und Verschiebung in die Protomesosystole bei tiefer Inspiration *(rechts)*

◁ *Abb. 56. Oben:* EKG: Anfall einer paroxysmalen supraventrikulären Tachykardie (Frequenz 160/min) bei Mitralsegelprolapssyndrom; *unten:* wiederhergestellter regelmäßiger Sinusrhythmus (85/min) nach Anfallsunterbrechung durch Karotismassage

- *Schilddrüsenfunktionstests:* O. B.
- *Übrige Laborbefunde:* O. B.
- *Echokardiogramm:* Eindeutig pathologischer Befund bei Mitralsegelprolapssyndrom („Hängemattenphänomen").

Korrigierte Diagnose

Rezidivierende tachysystolische Herzanfälle vom Typ paroxysmaler supraventrikulärer Tachykardie und Extrasystolie bei Klicksyndrom (Mitralsegelprolapssyndrom).

Kritische Wertung (diagnostische Fallgrube)

Kardiologische Fehlbeurteilung und ärztlich-menschliche Fehleinschätzung der Patientin über viele Jahre hin und durch verschiedene Untersucher infolge Übersehens bzw. auskultatorischen Nichterkennens des nur unter besonderen Umständen (in linker Seitenlage: „Klick mit Trick") beim Herzabhören nachweisbaren systolischen Klicks als entscheidendes diagnostisches Leitsymptom des Mitralsegelprolapssyndroms. Es handelt sich somit nicht, wie bisher irrtümlich und für die Patientin und ihrem als Professor für Wirtschaftswissenschaften an der Universität tätigen Ehemann gegenüber zu Unrecht gleichsam „diskriminierend" angenommen, um „bloß" funktionell-vegetativ bedingte Störungen („eingebildete Spinnereien"). Die rhythmogenen Anfälle sind vielmehr organisch-kardial verursacht durch das auch im Echokardiogramm objektivierte Mitralsegelprolapssyndrom. Dabei handelt es sich bei der über viele Jahre sich hinziehenden Anamnese wohl um eine angeboren-primäre Form, welche durch Verlängerung der Sehnenfäden im Halteapparat der Mitralsegel zustande kommt infolge Einlagerung mukoider Substanzen („Bindegewebsschwäche") mit dadurch verlagerter Stellebene der Segel beim Klappenschluß. Die Neigung zu Extrasystolen und Tachysystolien ist hierbei ebenso bekannt wie das häufige Auftreten pseudostenokardisch-dyskardischer Herzbeschwerden. Die während der Anfälle erhöht gefundenen Blutdruckwerte sind als Ausdruck einer sympathikotonen Erregungshypertonie aufzufassen.

Therapeutische Folgerungen

Anfallsprophylaxe durch β-Blocker, z. B. Dociton 40: 2mal tgl. 1 Tbl. Aufklärung und psychische Beruhigung der Patientin und ihres Ehemannes.

8 Gefäßauskultation

8.1 Karotisstenose

Frühere Anamnese

Seit 10 Jahren Neigung zu hohem Blutdruck mit Spitzenwerten bis 190/115 mmHg bekannt. Familiäre Hypertoniebelastung väterlicherseits. Bis vor 1 Jahr keine wesentlichen Beschwerden. Blutdrucklage unter konsequenter medikamentöser Therapie weitgehend ausgeglichen.

Jetzige Anamnese

Seit 1 Jahr bei dem jetzt 59jährigen Patienten gelegentlich Schwindelanfälle, die in den letzten 3 Monaten an Häufigkeit und Stärke zugenommen haben. Unabhängig von der Körperlage und Körperhaltung, jedoch bevorzugt bei körperlichen Anstrengungen plötzlich Schwarzwerden vor den Augen mit kurzdauernder Erschwerung des Sprechens und Schwäche im rechten Arm, so daß der Löffel o. ä. aus der Hand fällt und auch das Schreiben für Minuten erschwert ist. Da diese Attacken für hypertoniebedingt aufgefaßt wurden, Wechsel der antihypertonen Medikation, jedoch bisher ohne Erfolg. Keine Beeinträchtigung des Neugedächtnisses.

Bisherige Fehlbeurteilung

Zerebrovaskulär bedingte Schwindelanfälle bei primär-essentieller Hypertonie und zerebraler Gefäßsklerose.

Wesentliche Befunde

- *Körperliche Untersuchung:* In Aspekt und Verhaltensweise unauffälliger Patient von 59 Jahren mit biologisch jüngerem Gesamteindruck. Keine Schlängelung der Temporalarterien, kein Arcus senilis der Kornea. Keine kardiogenen Dekompensationszeichen. RR 150/95 mmHg, RP 76/min, regelmäßig.
- *Herzauskultation:* Akzentuation des II. Aortentones. Keine pathologischen Herzgeräusche, insbesondere auch nicht über dem Auskultationspunkt der Aorta (S_3). Keine Extratöne.
- *Gefäßauskultation über den Halsarterien:* Umschriebenes systolisches Stenosegeräusch über der linken Karotisgabel, Geräuschstärke 3/6 (Abb. 58).
- *Lungenauskultation und übrige körperliche Untersuchung:* Normalbefund.

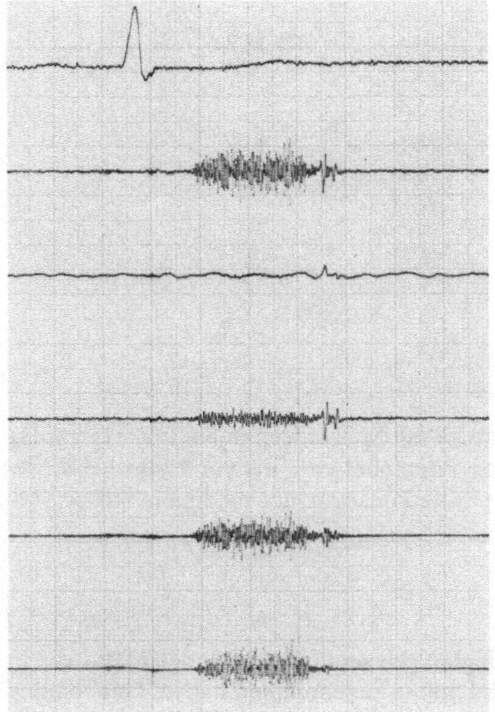

Abb. 58. Gefäßschallaufnahme am Hals bei linksseitiger Karotisstenose

Apparative Zusatzdiagnostik

- *Ruhe- und Belastungs-EKG:* Regelmäßiger Sinusrhythmus. Linkshypertrophie.
- *Gefäßschall über Karotis links* (Abb. 58): Autochthones, queroval-spindelförmiges systolisches Austreibungsgeräusch über der Karotisgabel von hoher Frequenz und beträchtlicher Amplitude.
- *Doppler-Sonographie des extrakraniellen Hirnkreislaufs:* Stenose an der Teilungsstelle der linken A. carotis.
- *Thoraxröntgenbild:* Lunge und Herz o. B.
- *Karotisangiographie:* Kritische Stenose im Bereich der Carotis interna links an der Teilungsstelle der A. carotis communis.
- *Zerebrale Computertomographie:* Subkortikale Substanzminderung links-hemisphärisch.
- *Labor:* Cholesterin 365 mg%, Triglyzeride 293 mg%, Blutzucker 210 mg%, Urinzucker 1,5 g%. Harnsäure 8,9 mg%, sonst im Normbereich.

Korrigierte Diagnose

Rezidivierende Schwindelanfälle und transitorische hirnischämische Attacken auf dem Boden einer kritischen Stenose der linken A. carotis extrakraniell im Halsbereich.

Anamnestisch labile, primär-essentielle Hypertonie.
Hyperlipoproteinämie, Hyperurikämie, latenter Diabetes mellitus.

Kritische Wertung (diagnostische Fallgrube)

Schwindelanfälle bei Patienten mit erhöhten Blutdruckwerten werden ätiologisch nur allzu leicht auf die Hypertonie bezogen unter Verzicht auf weiterführende diagnostische Überlegungen und Maßnahmen. Bei unserem Patienten läßt aber bereits die Anamnese Zweifel an der Hypertonieauffassung aufkommen durch die Angabe zentral-zerebraler Funktionsausfälle mit topischer Lokalisationsmöglichkeit, die sich immer in derselben Weise wiederholen. Sie sind typisch u. a. auch für extrazerebral und häufig extrakraniell verursachte zerebrale Durchblutungsstörungen bei Karotisstenose. Die einfache diagnostische Hilfe der Karotisauskultation mit phonokardiographischer Dokumentation deckt bereits bei der Vorfelddiagnostik diese Ursache ohne größeren Aufwand auf.

Therapeutische Folgerungen

Eine rigorose antihypertone Medikation mit starkem Blutdruckabfall erscheint wegen dadurch zusätzlicher Verminderung der zerebralen Durchblutung im Bereich der linken Hemisphäre ungeeignet, ja bedenklich. Insofern ist die Aufdeckung der Ätiologie gerade in diesem Beispiel auch von weitreichender therapeutischer Konsequenz. Sie besteht, unter Verzicht auf hier ohnehin sicher ineffektive Anwendung „durchblutungsfördernder" Medikamente, in der Indikationsüberprüfung und ggf. Durchführung einer gefäßplastischen Operation mit dem Ziel einer Beseitigung der Karotisstenose und damit einer Restitutio ad integrum.

8.2 Arterielle Verschlußkrankheit im linken Bein

Frühere Anamnese

Im 2. Weltkrieg erlitt der jetzt 66jährige Patient einen Schußbruch im Bereich des rechten Oberschenkels. Dadurch bleibende Gehbehinderung infolge Beinverkürzung um 4 cm. Als Folge i. S. eines Überlastungsschadens Arthrose in beiden Kniegelenken und vertebragenes Lumbalsyndrom mit wiederholten Hexenschußattakken und ziehenden, ischialgieformen Schmerzen im linken Bein. Besonders schmerzhaft in linken Kniegelenk sind die ersten Schritte nach längerem Sitzen. 40–50 Zigaretten tgl. Seit Jahren Kurzatmigkeit bei Körperbelastungen und chronische Hustenbeschwerden („Raucherhusten"). Diabeteserstfeststellung vor 10 Jahren. Diät und Euglucontherapie.

Jetzige Anamnese

Zunahme der linksseitigen Beinschmerzen in den letzten 2 Jahren, besonders lästig in den vergangenen 6 Monaten. Schmerzen im rechten Unterschenkel, die das Gehen erschweren und zum wiederholten Ausruhen zwingen. Kältegefühl und Wadenkrämpfe. Keine Besserung der auf die orthopädischen Veränderungen zurückgeführten Symptomatik durch Bäder, physikalische Maßnahmen, Injektionen (Butazolidin u.a.) und Einreibungen. Patient kann maximal nur 300 m ohne allzu starke Beschwerden gehen.

Bisherige Fehlbeurteilung

Gehbehinderung durch orthopädische Veränderungen an beiden Beinen mit reaktivem vertebragenem Lumbalsyndrom und rezidivierender Ischialgie links.

Wesentliche Befunde

- *Körperliche Untersuchung:* 66jähriger Patient in altersentsprechender Gesamtverfassung. Übergewichtigkeit (Gewicht 76 kg, Größe 165 cm). Beinverkürzung rechts um 4 cm mit reaktiver S-Skoliose der LWS und BWS. Kniegelenksarthrose links ausgeprägter als rechts. Ausgedehnte reizlose Narbenbildung am rechten Oberschenkel nach Schußbruchverletzung. Verlust des ASR links. Mäßige Atrophie der Oberschenkelmuskulatur rechts.
- *Herzauskultation:* Herzaktion regelmäßig. Akzentuation des II. Aortentones. Keine Geräusche oder Extratöne. RR 160/90 mmHg, RP 72/min, regelmäßig.
- *Lungenauskultation:* Abgeschwächtes Vesikuläratmen ohne Nebengeräusche. Hypersonorer Klopfschall und nur mäßige Atemverschieblichkeit der unteren Lungengrenzen bei Lungenemphysem.
- *Abdomen:* Adipöse Bauchdecken.
- *Pulspalpation:* Am rechten Bein Normalbefund. Links erhebliche Abschwächung in der Leistenbeuge und Kniekehle. Kaum tastbare Pulsation am Fußrücken.
- *Gefäßauskultation:* Systolisches Geräusch über der linken Femoralarterie (Abb. 59).

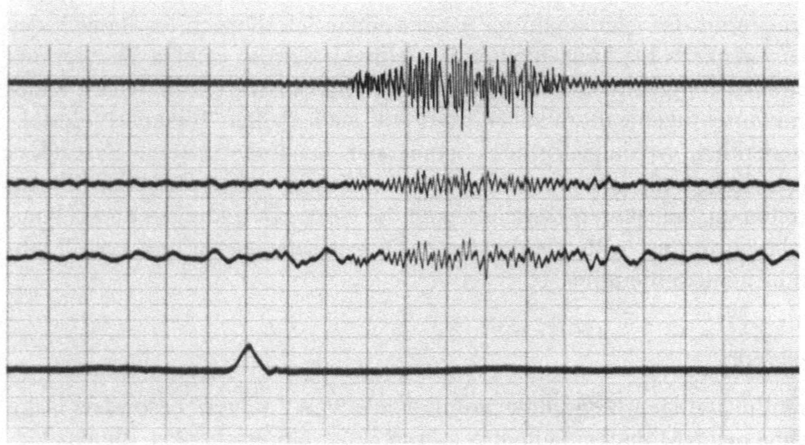

Abb. 59. Gefäßschallaufnahme in der linken Leistenbeuge mit spindelförmigem Stenosegeräusch der A. iliaca links

Apparative Zusatzdiagnostik

- *Ruhe-EKG:* Regelmäßiger Sinusrhythmus. Linkspositionstyp. Normalbefund.
- *Gefäßschallaufnahme über Leistenbeuge links:* Spindelförmiges Stenosegeräusch.
- *Oszillogramm beider Beine* (Abb. 60): Am rechten Bein Normalbefund. Links erhebliche Amplitudenabschwächung am Oberschenkel, fast völliger Amplitudenverlust am Unterschenkel und Fuß.

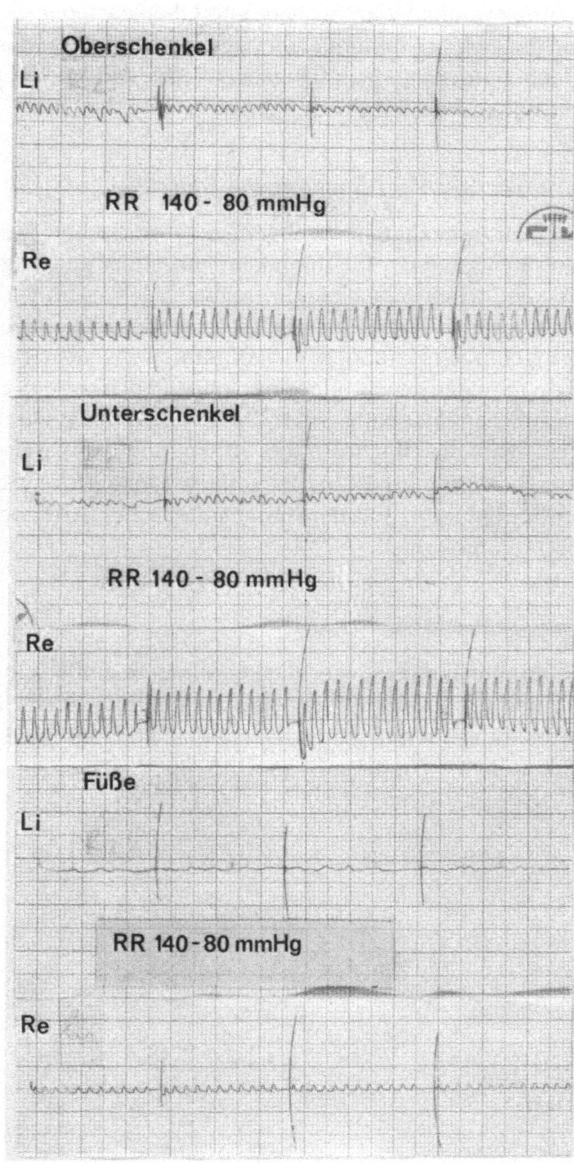

Abb. 60. Oszillogramm der Beine mit weitgehendem Amplitudenverlust am linken Bein als Hinweis auf eine periphere arterielle Verschlußkrankheit vom Becken-Oberschenkel-Typ links

- *Ultraschall-Doppler-Untersuchung und transfemorale Aortographie:* Bestätigung des pathologischen Befundes der Oszillographie.
- *Thoraxröntgenbild:* Aortensklerose. Herz ohne Fehlerform. Lungenemphysem mäßigen Grades.
- *Labor:* Cholesterin 483 mg%, Triglyzeride 568 mg%, Harnsäure 9,8 mg%. Blutzucker nüchtern 223 mg%, Urinzucker 1,8%.

Korrigierte Diagnose

Gehbeschwerden mit Claudicatio intermittens links bei peripherer arterieller Verschlußkrankheit vom Becken- und Oberschenkeltyp links. Nikotinabusus, Diabetes mellitus, Hyperlipidämie und Übergewichtigkeit. Zusätzlich seit Jahren bestehende Gehbehinderung nach Oberschenkelschußbruch rechts mit entsprechenden orthopädischen Folgeerscheinungen.

Kritische Wertung (diagnostische Fallgrube)

Das seit Jahrzehnten bestehende orthopädische Leiden mit seiner funktionellen Beeinträchtigung der Gehfähigkeit wurde hier zur diagnostischen Fallgrube, die eine sich zusätzlich entwickelnde Gehbehinderung an dem anderen Bein übersehen ließ. Anamnese mit typischer „Schaufensterkrankheit" (Claudicatio intermittens) sowie die sich potenzierenden Risikofaktoren mit dem dominierenden inhalativen Zigarettenrauchen legen allerdings den Gedanken an eine zusätzliche arterielle Verschlußkrankheit nahe.
Das einfache diagnostische Hilfsmittel der vergleichenden Pulsalpation unterstreicht diesen Verdacht, der zunächst mittels der Oszillographie, später der Doppler-Sonographie und der röntgenologischen Arteriographie seine weitere objektive Bestätigung erhielt.

Therapeutische Konsequenz

Nikotinabstinenz sowie Versuch einer Beeinflussung der übrigen Risikofaktoren. Optimale Einstellung des Diabetes mellitus, auch durch Gewichtsnormalisierung. Indikationsüberprüfung zu operativer Beseitigung der arteriellen Gefäßstenosen im linken Bein (Stripping, Bypass).

9 Herzrhythmusstörungen

9.1 Sinusbradykardie

Frühere Anamnese

Schon in der Jugend litt der jetzt 55jährige Patient an Schwindelanfällen, die v.a. bei längerem Stehen und raschem Wechsel der Körperlage auftreten. Vor 3 Jahren erstmals Feststellung einer Hypertonie. Behandlung zunächst mit β-Blockern, in den letzten 3 Monaten zusätzlich Methyldopapräparat. Diabetes mellitus seit 6 Jahren. Behandlung mit Diät und Euglucon N: 2mal 1 Tbl.

Jetzige Anamnese

Seit 2 Monaten stärkere Schwindelbeschwerden mit Unsicherheit, Schwarzwerden vor den Augen und 2maliger kurzdauernder Bewußtlosigkeit beim Stehen. Auffallend langsamer Puls unter 50 Schlägen/min. Unter dem Verdacht auf ein Sick-Sinus-Syndrom Einweisung zur Überprüfung einer elektrischen Schrittmacherindikation.

Bisherige Fehlbeurteilung

Schwindelattacken bei Verdacht auf Sick-Sinus-Syndrom mit ausgeprägt bradykardem Herzrhythmus.

Wesentliche Befunde

- *Körperliche Untersuchung:* Im Gesamtverhalten und Aspekt unauffällig. Schürfwunde an der linken Gesichtsseite nach Sturz bei Schwindelanfall vor 3 Tagen. Keine Zeichen einer Herzinsuffizienz. Leichte Schlängelung der Temporalarterien beiderseits. RR im Liegen 215/115 mmHg, im Stehen 120/60 mmHg. RP in Ruhe 42/min, nach 10 Rumpfbeugen 72/min.
- *Herzauskultation:* Akzentuation des II. Aortentones. Leises, rauhes, protosystolisches Sofortgeräusch von Dekreszendocharakter über S3.
- *Lungenauskultation:* O.B.
- *Abdomen:* Leber 2 QF unter dem rechten Rippenbogen. Tastbefund wie bei einer Fettleber. Hepatojugulärer Reflux negativ.
- *Übriger Körperbefund:* Ohne Auffälligkeiten.

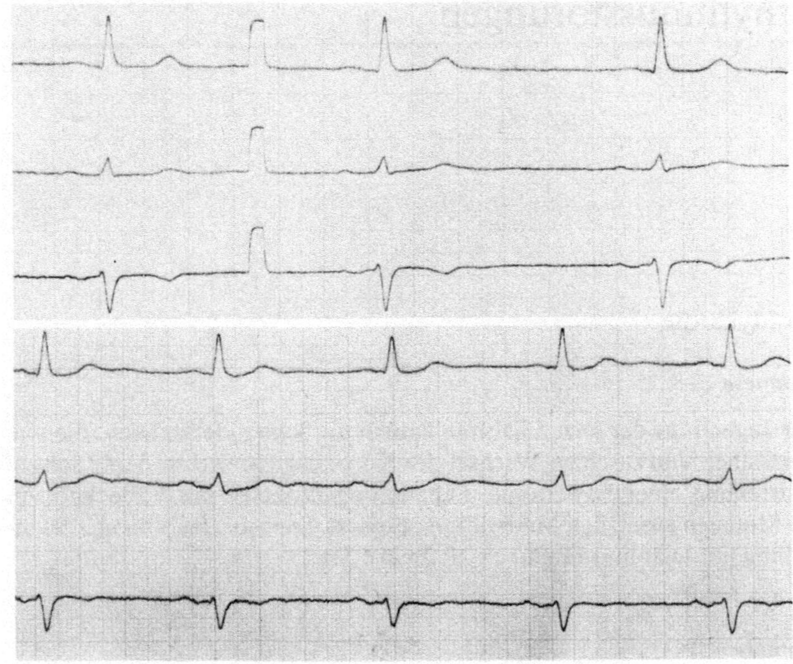

Für ein Sick-Sinus-Syndrom als Ursache der Schwindelattacken kein Anhalt. Diabetes mellitus.

Kritische Wertung (diagnostische Fallgrube)

Ein Sick-Sinus-Syndrom ebenso wie Hypertonie kann ähnliche Schwindelbeschwerden verursachen wie bei unserem Patienten, deren Auslösung jedoch nicht an einen Wechsel der Körperlage gebunden ist. Anamnestisch bedeutsam ist die Medikation mit α-Methyldopa als Antihypertonikum, das mit seiner ganglienblokkierenden Wirkung zu asympathikoton-hypotonem Blutdruckabfall zu führen vermag und dadurch an Orthostase gebundene Schwindelbeschwerden auslöst. Dies läßt sich durch den einfachen orthostatischen Kreislauftest objektivieren, wie unser Beispiel eindrucksvoll zeigt. Ein womöglich zusätzlich und unabhängig hiervon bestehendes Sick-Sinus-Syndrom konnte durch einen Belastungsversuch ausgeschlossen werden, bei welchem die Herzfrequenz von 44 auf 77 Schläge/min ansteigt.

Therapeutische Folgerungen

Wechsel in der antihypertonen Medikation unter Vermeidung ganglienblockierender Substanzen. Kontrolle der Blutdruckwerte im Sitzen weniger bedeutsam als im Stehen als Bemessungsgrundlage für die Dosisfestlegung bei antihypertoner Therapie. Evtl. Akrinor, Peripherin, Carnigen forte, Regulton o.ä. als Initialtherapie zur Vermeidung einer orthostatisch-asympathikotonen Hypotonie.

9.2 Präexzitationssyndrom

Frühere Anamnese

Seit der Kindheit zunächst nur in größeren zeitlichen Abständen auftretende Anfälle von „Herzjagen". Diese Attacken wurden immer für nervös-funktionell gehalten, da ein organpathologischer Herzbefund, insbesondere auch bei der EKG-Untersuchung, nicht nachgewiesen werden konnte. Keine rheumatischen Erkrankungen oder Anginen.

Jetzige Anamnese

In den letzten 2 Jahren Häufung dieser rhythmogenen Herzanfälle bei dem jetzt 23jährigen Patienten. Die Anfallsauslösung erfolgt aus vollem Wohlbefinden: Plötzliches Einsetzen einer schnellen Herztätigkeit, die als Herzrasen empfunden wird. Dabei regelmäßige Beschleunigung der Herzaktion ohne Aussetzen oder Stolpern (Abb. 63). Häufig begleitet von Angst- und Vernichtungsgefühl („als ob alles zu Ende geht"). Schwäche, Schwindel. Anfallsbeendigung ebenso unvermittelt wie das Einsetzen der Attacken. Gelegentlich Auftreten einer Urina spastica. Alle Untersuchungsergebnisse, einschließlich Ruhe- und Belastungs-EKG, bisher „normal".

Bisherige Fehlbeurteilung

Paroxysmale Tachykardien funktionell-vegetativer Ursache (sog. „idiopathische paroxysmale Tachykardie").

Wesentliche Befunde

- *Körperliche Untersuchung:* 23jähriger Patient ohne äußerlich auffallende vegetative Stigmatisationszeichen. Keine kardialen Dekompensationserscheinungen. Blutdruck im Liegen 130/70 mmHg, Puls 82/min, regelmäßig.
- *Herzauskultation:* Ungewöhnliche Betonung des I. Herztons über der absoluten Herzdämpfung und Herzspitze (Abb. 64). Keine Herzgeräusche oder Extratöne.
- *Übriger körperlicher Befund:* Unauffällig.

Apparative Zusatzdiagnostik

- *Ruhe-EKG* (Abb. 62): Auffallende PQ-Verkürzung auf 0,09 s infolge Fehlens einer PQ-Strecke bei normaler Ausbildung der P-Zacke, die unmittelbar an die QRS-Gruppe heranreicht. Besonders eindrucksvolle Ausprägung dieser Anomalie in V_3–V_5, aber auch in den übrigen 9 Ableitungen hinreichend deutliche Ausbildung der PQ-Verkürzung infolge Fehlens einer PQ-Strecke.

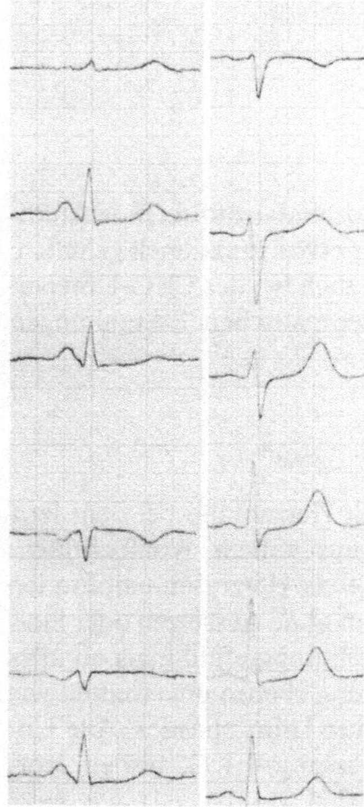

Abb. 62. EKG mit Präexzitationssyndrom vom Typ eines LGL-Syndroms

- *Belastungs- und Steh-EKG:* Befund unverändert ohne zusätzliche Gesichtspunkte.
- *Anfalls-EKG* (Abb.63): Paroxysmale supraventrikuläre Tachykardie (170/min).
- *Herzschallaufnahme über S_1* (Abb.64): I. Herzton von breitem Schwingungsbild und abnorm großer Amplitude.
- *Übrige apparative und labormäßige Zusatzdiagnostik:* Einschließlich Röntgenuntersuchung des Thorax ohne pathologische Abweichungen im Befund.

Korrigierte Diagnose

Seit der Kindheit bereits bestehende und zunehmend rezidivierende rhythmogene Herzanfälle organischer Genese vom Typ paroxysmaler supraventrikulärer Tachykardien bei Frühexzitationssyndrom (LGL-Syndrom).

Kritische Wertung (diagnostische Fallgrube)

Irrtümliche Annahme funktionell-vegetativ bedingter Herzrhythmusstörungen, die tatsächlich aber auf einer organischen Anomalie (Persistieren der James-Bündels) beruhen.
Zu dieser Fehlbeurteilung kam es infolge ungenügender Würdigung der bereits seit Kindheit bestehenden Neigung zu tachysystolischen Herzanfällen.

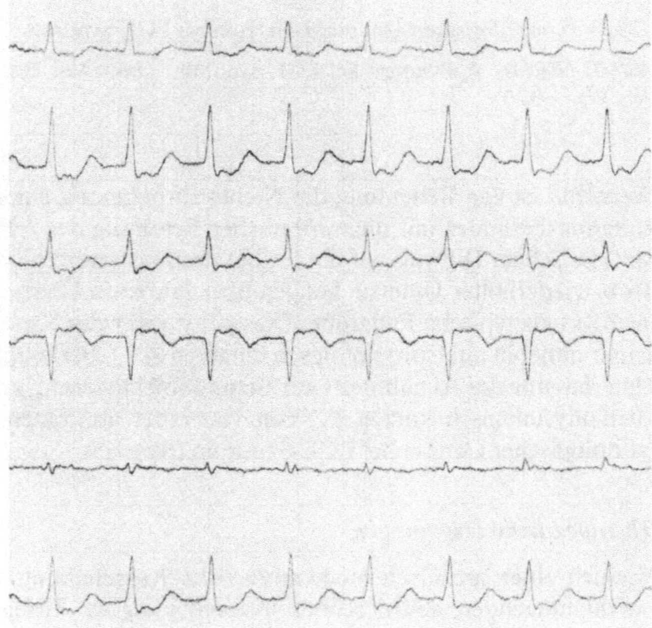

Abb.63. EKG im Anfall einer paroxysmalen supraventrikulären Tachykardie

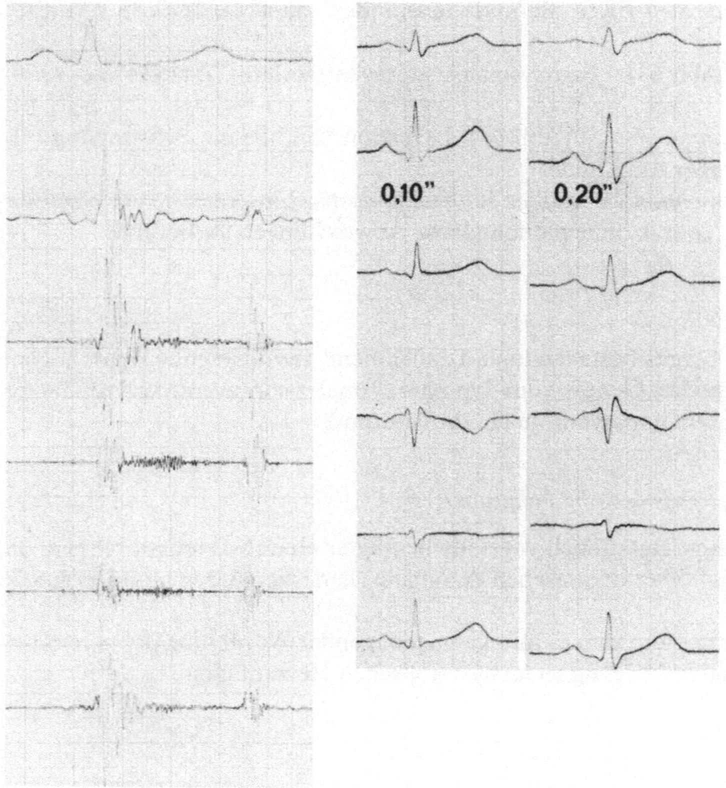

Abb. 64 (Links). Verstärkt-betonter I. Herzton bei LGL-Syndrom

Abb. 65 (Rechts). Ajmalintest bei LGL-Syndrom. *Links:* Vor Test $PQ_{II} = 0,10$ s; *rechts:* nach Test $PQ_{II} = 0,20$ s

Weiterhin ist von Bedeutung die Nichtwahrnehmung eines auffallenden Herzaus-kultationsbefundes mit ungewöhnlicher Betonung des I. Herztons als bereits aus-kultatorischem Hinweis auf ein Frühexzitationssyndrom (vgl. Abb. 64).
Trotz wiederholter Untersuchungen über Jahre hin Übersehen der PQ-Verkürzung im EKG als typische Fallgrube. Dies gilt v. a. für das Kindes- und Jugendalter mit seiner ohnehin altersphysiologisch kürzeren AV-Überleitungszeit.
Unterlassung des Ajmalintests zur Befundobjektivierung und Differenzierung einer altersphysiologisch kurzen PQ-Zeit von einer abnormen PQ-Verkürzung organ-pathologischer Genese bei LGL-Syndrom (Abb. 65).

Therapeutische Folgerungen

Versuch einer spezifisch medikamentösen Ausschaltung der die AV-Überleitung beschleunigenden aberrierenden Nebenleitung im Erregungsleitungssystem des Herzens, hier eines James-Bündels durch Ajmalin (Neu-Gilurytmal) oder mit ähn-lich günstiger Wirkung β-Blocker.

9.3 Arrhythmie bei Hiatushernie

Frühere Anamnese

Bereits mit 18 Jahren bei Turnübungen Herzbeschwerden durch Herzstolpern und Herzrasen ohne Herzschmerzen. Hin und wieder Schwindelgefühl und Übelkeit. Keine Ohnmacht.

Jetzige Anamnese

54jährige Geschäftsfrau. Unverändert bis heute Herzrhythmusstörungen, besonders in linker Seitenlage und in Abhängigkeit vom Essen. Nach dem Essen häufig Sodbrennen mit Druck- und Völlegefühl sowie Kollern im linken Oberbauch. Die anfallsweise auftretenden Arrhythmien werden als Herzaussetzen oder Herzjagen mit Angstgefühl empfunden. Neigung zu Schweißausbrüchen und feuchten Händen sowie innerer Unruhe und Vibrieren mit Händezittern. Kopfschmerzen bei Wetterwechsel. Häufig müde und abgespannt. Wiederholte Versuche einer antiarrhythmischen Therapie stets ohne Erfolg.

Bisherige Fehlbeurteilung

Funktionelle Herzbeschwerden mit anfallsweise auftretenden Arrhythmien bei vegetativer Dystonie.

Wesentliche Befunde

– *Körperliche Untersuchung:* 54jährige Patientin. Im Aspekt auffallende Veränderung an beiden Oberlidern von der Art einer Doppelfaltenbildung (Veraguth-Oberlidfalte, Abb. 66).

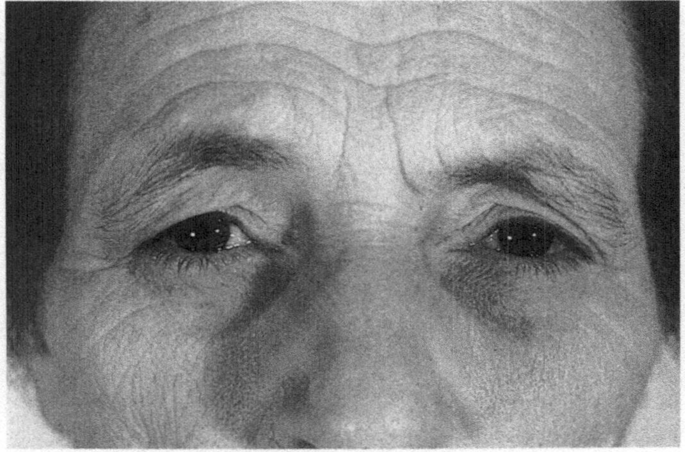

Abb. 66. Veraguth-Oberlidfalte bei Hiatushernie

– *Herzauskultation:* Während der Untersuchung im Liegen vereinzelt Extrasystolen. Im Anfall absolute Arrhythmie. RR 130/90 mmHg. Auskultatorisch normaler Herzbefund.
Über der Herzregion extrakardiale Geräusche wie Knurren und Kollern durch Magenperistaltik.

Apparative Zusatzdiagnostik

– *EKG* (Abb. 67): Im *Intervall* Sinusrhythmus mit gelegentlich einfallenden monotopen ventrikulären Extrasystolen. Im Grundrhythmus Normalbefund ohne organpathologische Veränderungen (Abb. 67 oben).

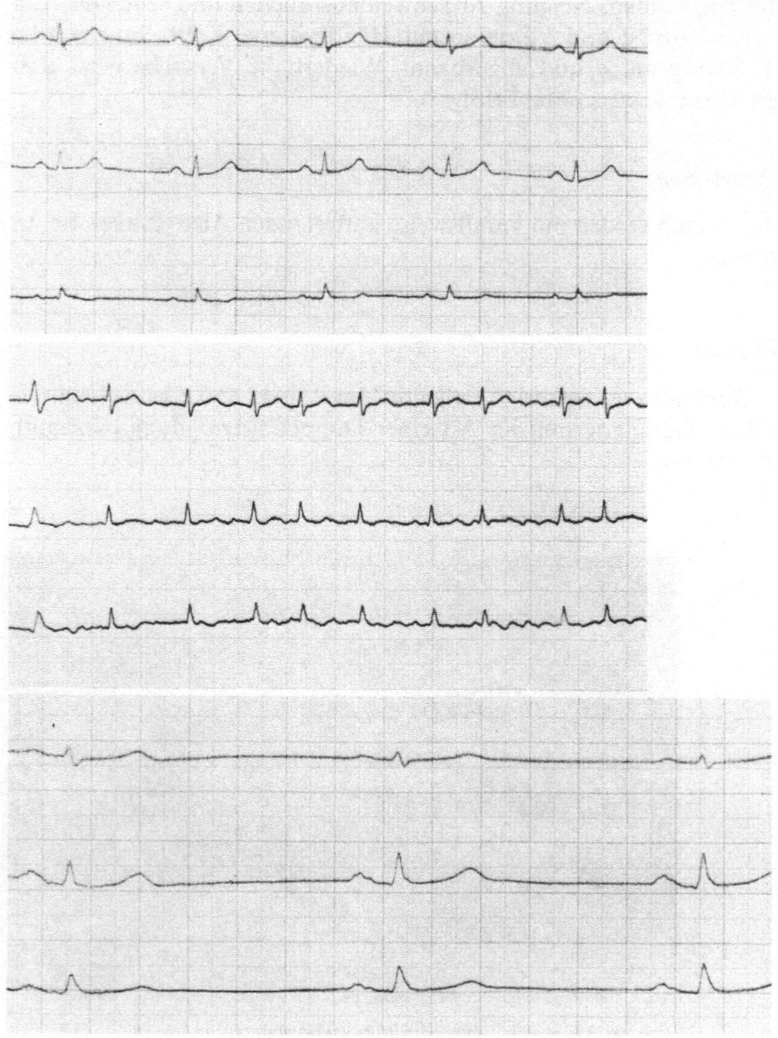

Im *Anfall* tachykarde Form einer absoluten Kammerarrhythmie infolge Vorhof-
flimmerns mit schneller Überleitung, Frequenz etwa 120/min (Abb. 67 Mitte).
- *Röntgen* (Abb. 68): Bei Durchleuchtung und Aufnahme des *Thorax* Lunge und
  Herz o. B.; regelrechte Herzkonfiguration ohne Fehlerform oder Insuffizienzzei-
  chen. Projektion des Magenfornix in die Herzfigur infolge Hiatushernie.
- *Magen:* Über doppeltfaustgroße fixierte Hiatushernie (Thoraxmagen, Abb.
  68 a–b).
- *Laborbefunde:* Hb 10,2 g%, Ery. 3,9 Mill., Leukozyten 6600. Hämokkult im
  Stuhl + + +. Sonst unauffällige Befunde.

Korrigierte Diagnose

Rezidivierende rhythmogene Herzanfälle vom Typ paroxysmaler tachykarder Flim-
merarrhythmien bei Hitushernie mit Thoraxmagen. Chronische hypochrome Blu-
tungsanämie infolge Hiatushernie.

Kritische Wertung (diagnostische Fallgrube)

Irrtümliche Annahme funktioneller Herzbeschwerden bei vegetativer Labilität bei
tatsächlich organisch-reflektorisch ausgelösten Anfällen rhythmogener Herzstörun-

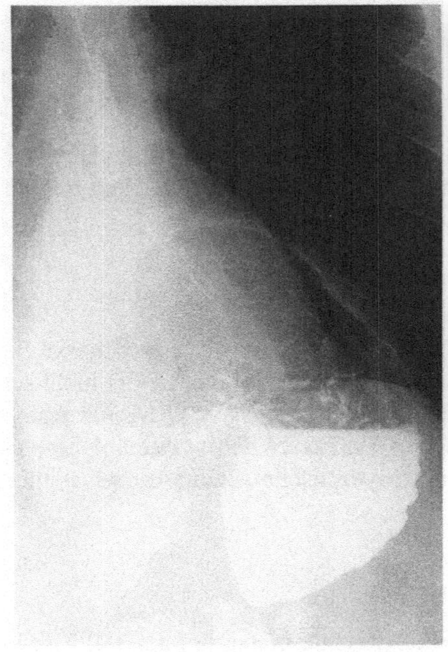

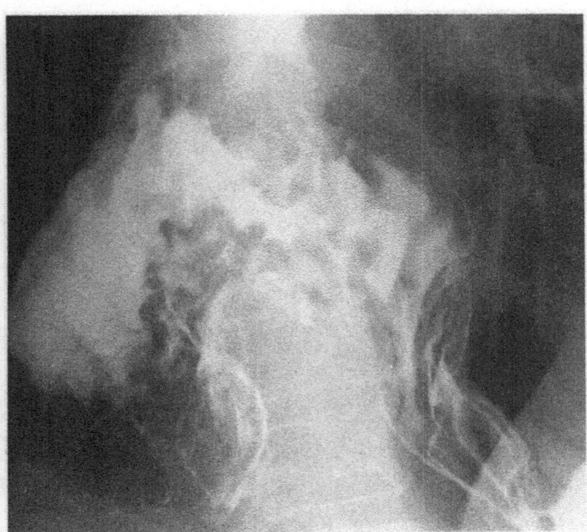

Abb. 68. Röntgenbefund bei Thoraxmagen.
(Aufnahmen: Chefarzt Dr. R. Kratz, Kreiskrankenhaus Bad Soden/Ts.)

◁ *Abb. 67.* Arrhythmie bei Thoraxmagen. *Oben:* Im Intervall: Regelmäßiger Sinusrhythmus
(25 mm/s); *Mitte:* im Anfall: Tachykarde Flimmerarrhythmie. Frequenz etwa 120/min
(25 mm/s); *unten:* nach der operativen Beseitigung der Hiatushernie: Regelmäßiger Sinusrhythmus (50 mm/s)

gen durch große Hiatushernie. Ein erster Verdacht auf die Ausbildung einer Hiatushernie ergibt sich bereits aus dem Aspekt durch die deutlich gedoppelte (Veraguth-)Oberlidfalte (Abb. 66). Weitere Hinweise sind die dyspeptischen Beschwerden mit Sodbrennen und Oberbauchschmerz nach dem Essen sowie der Auskultationsbefund von Magenperistaltikgeräuschen in der Herzgegend zusammen mit der hypochromen Anämie bei positivem Hämokkulttest im Stuhl. Der Röntgenbefund des Magens gibt die objektive Bestätigung für den pathologischen Magenbefund einer großen Hiatushernie mit Entwicklung eines Thoraxmagens.

Therapeutische Folgerungen

Eine medikamentös-antiarrhythmische Therapie mußte angesichts der mechanischen Auslösung der Herzarrhythmie durch die Hiatushernie auf reflektorischem Wege (gastrokardialer Reflex) wenig erfolgversprechend bleiben. Vielmehr angesichts der Größe der Hernie mit Entwicklung eines Thoraxmagens Rat zur operativen Beseitigung der Zwerchfellbruchs nach Reposition des Magens als kausale Maßnahme.
Nach inzwischen vorgenommener Operation Beschwerdefreiheit der seit nunmehr 3 Jahren anfallsfreien Patientin mit anhaltend regelmäßigem Sinusrhythmus (Abb. 67 unten).

9.4 Thyreokardiopathie

Frühere Anamnese

Seit vielen Jahren Neigung zu „Nervosität" bei der jetzt 44jährigen Patientin. Verheiratet, 2 Kinder. 20 Zigaretten täglich. Häufig beschleunigte Herztätigkeit mit Unruhegefühl in der Herzgegend.

Jetzige Anamnese

In den letzten 2 Jahren erhebliche Zunahme der Herzbeschwerden durch starke Beschleunigung und Unruhegefühl in der linken Brustseite, wobei das Herz nicht selten bis zum Hals schlägt. Wegen eines „Herzflimmerns", das vor 1 Monat festgestellt wurde, zum Ausschluß einer organischen Herzkrankheit stationäre Einweisung, nachdem Digitalistherapie und antiarrhythmische Behandlungsversuche erfolglos geblieben waren.

Bisherige Fehlbeurteilung

Vorhofflimmern bei organischer Herzkrankheit (koronare Herzkrankheit?).

Wesentliche Befunde

- *Körperliche Untersuchung:* 44jährige Patientin mit Steigerung der vegetativnervösen Erregbarkeit. Echauffierter Gesichtsausdruck mit Glanzaugen und Pro-

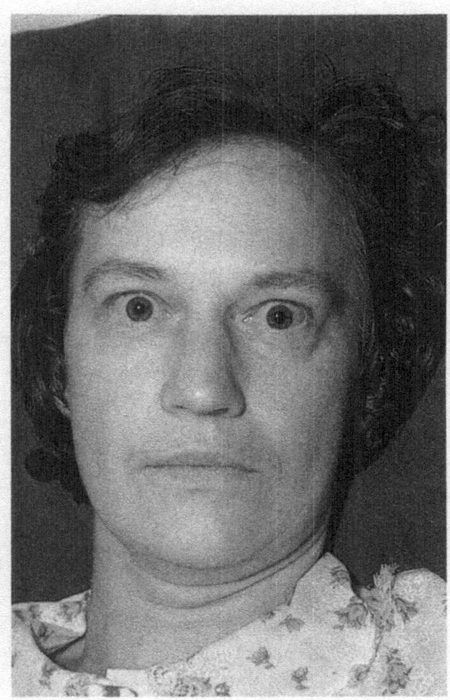

Abb. 69. Aspekt bei Thyreokardiopathie

trusio bulbi (Abb. 69). Schilddrüse in beiden Seitenlappen mit Pflaumengröße nur gering vergrößert. Halsumfang 39 cm. Feuchtwarme Hände mit deutlichem feinschlägigem Tremor. Unsicherheit im Stehen.
- *Herzauskultation:* Herzaktion absolut unregelmäßig. Frequenz zentral 140/min, peripher 108/min. Pulsdefizit 32/min. Soweit bei der Tachykardie erkennbar, keine pathologischen Geräusche oder Extratöne. RR 130/90 mmHg.
- *Gefäßauskultation* über dem rechten Strumabereich: Langgezogenes kontinuierliches systolisch-diastolisches Geräusch (Abb. 71).
- *Lungenauskultation:* O. B.
- *Übriger Körperbefund:* Unauffällig.

Apparative Zusatzdiagnostik

- *Ruhe-EKG* (Abb. 70): Tachykarde Form einer absoluten Kammerarrhythmie infolge Vorhofflimmerns. Frequenz etwa 140/min. Indifferenztyp.
- *Thoraxröntgenbild:* Lunge und Herz o. B. Keine Fehlerform am Herzen. Keine Einengung oder Verdrängung der Trachea.
- *Gefäßschallaufnahme* (Schilddrüsenphonogramm) *über dem rechten Schilddrüsenlappen* (Abb. 71): Transsystolisches querovales Strumageräusch bei Hyperthyreose.
- *Laborbefunde:* Cholesterin 105 mg%.
- *Schilddrüsenfunktionstest:* T_4-RIA (Gesamtthyroxin 18,5 µ/dl (Normalbereich

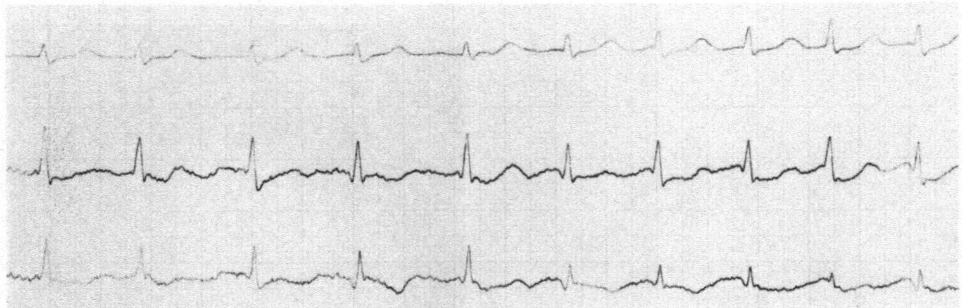

Abb. 70. EKG bei Thyreokardiopathie: Tachykarde Form einer absoluten Kammerarrhythmie infolge Vorhofflimmerns (Frequenz etwa 140/min)

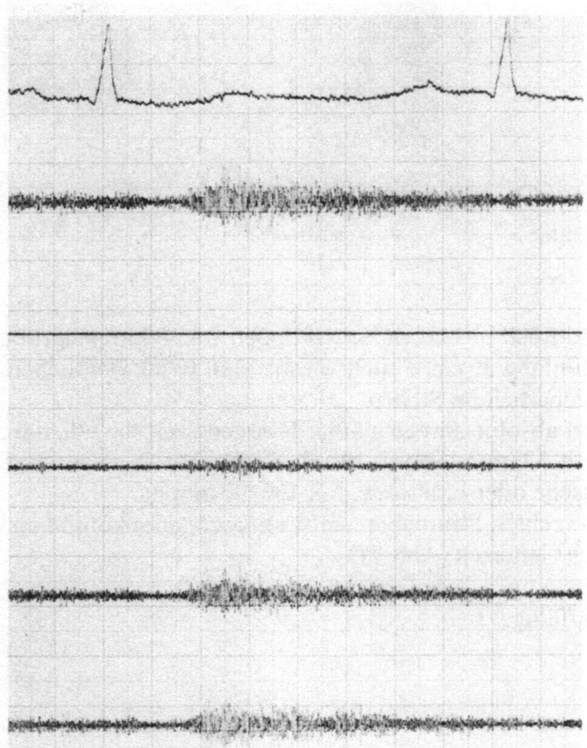

Abb. 71. Gefäßschallaufnahme über der rechten Schilddrüse: transsystolisches Strumageräusch

4,5–12,5 μ/dl), FT$_4$-RIA (freies Thyroxin) 3,27 ng/ml (Normalbereich 1,0–2,5), T$_3$-RIA (Gesamttrijodthyroxin) 356 ng/dl (Normalbereich 80–200 ng/dl).
– *Schilddrüsenszintigraphie:* Pathologischer Befund.

Korrigierte Diagnose

Tachykarde Herzrhythmusstörung vom Typ einer schnellen Kammerarrhythmie infolge Vorhofflimmerns bei hyperthyreotischer Halsstruma (Thyreokardiopathie).

Kritische Wertung (diagnostische Fallgrube)

Durch Hyperthyreose verursachte Herzrhythmusstörungen zählen zu den immer wieder verkannten Krankheitsbildern in der kardiologischen Diagnostik. Dies gilt ausgesprochen für ältere Patienten mit Altershyperthyreose. In der klinischen Symptomatik nehmen hier unklare Tachykardien v. a. vom „digitalisrefraktären" Typ einen erheblichen Raum ein. Die tachysystolische Arrhythmie als Sinustachykardie, Flimmer- oder Flatterarrhythmie, paroxysmale supraventrikuläre Tachykardie o. ä. ist bei der Schilddrüsenüberfunktion ein zuverlässiges Indiz und häufig dominierendes, ja einziges Leitsymptom. Mit Abstand folgen Struma, Gewichtsverlust und Augensymptome.
In unserem Beispiel konnte primärdiagnostisch neben den Augensymptomen v. a. das hyperthyreotische Strumageräusch auf die Schilddrüsenüberfunktion als Ursache des permanenten Vorhofflimmerns führen, die ihre Bestätigung in den Schilddrüsenfunktionstests findet.
Bei der Hyperthyreose entstehen, worauf Schönthal et al. bereits 1964 hingewiesen haben, Strömungsgeräusche in der Schilddrüse, die phonographisch registriert werden können. Sie erstrecken sich kontinuierlich von der Systole in die Diastole. Ihre Untersuchung während des Valsalva-Preßversuchs, bei Patienten mit Extrasystolie und mit absoluter Arrhythmie und der Vergleich mit dem Geräusch über arteriovenösen Fisteln beweisen, daß es sich um Shuntgeräusche handelt. Die Form und Lokalisation des Hyperthyreosegeräusches erlauben eine sichere Abgrenzung von den autochthonen Gefäßgeräuschen der A. carotis und der V. jugularis sowie von den vom Herzen fortgeleiteten Geräuschen. Die phonographische Registrierung erbringt den Nachweis der Shuntnatur, sie erlaubt die Dokumentation der Schilddrüsengeräusche und trägt zur Diagnose und Verlaufskontrolle der Hyperthyreose bei.

Therapeutische Folgerung

Zunächst medikamentöse Therapie z. B. mit Neo-Morphazole. Evtl. Strumaoperation.

9.5 Vorhoftachykardie

Frühere Anamnese

52jährige Patientin. Fieberhafter Gelenkrheumatismus im 16. Lebensjahr. Seitdem Herzklappenfehler bekannt, der seit etwa 20 Jahren mit Digitalispräparaten behandelt wird. Bis vor 6 Monaten wurden Digitoxin (1mal tgl. 1 Tbl.) beschwerdefrei eingenommen. Bisher keine wesentlichen Beschwerden durch den Herzfehler. 3 normale Entbindungen. Ausfüllende Haushaltarbeit. Nebenbeschäftigung als Putzhilfe. Menopause seit 2 Jahren.

Jetzige Anamnese

In den letzten 4 Wochen zunehmende Allgemeinbeschwerden durch Übelkeit, Brechreiz, Magendruck und Appetitlosigkeit. Jetzt auch erstmals Herzbeschwerden mit Herzklopfen, unregelmäßiger Herztätigkeit, Aussetzen einzelner Herzschläge, Kurzatmigkeit. Zusätzlich Sehstörungen, Schwindel, Unsicherheit beim Gehen, Hitzewellen, Schweißausbruch. Wegen der Herzbeschwerden vor 5 Wochen Umsetzen der Digitalismedikation von Digitoxin auf Digoxin 0,2: 2mal tgl. 1 Tbl.; zusätzlich Presomen in der Annahme klimakterisch bedingter Allgemeinbeschwerden.

Bisherige Fehlbeurteilung

Kompensierte Mitralinsuffzienz.
Klimakterisch bedingte Allgemeinbeschwerden und funktionelle Herzbeschwerden mit Arrhythmie bei vegetativer Labilität.

Wesentliche Befunde

– *Körperliche Untersuchung:* 52jährige Patientin in reduzierter Allgemeinverfassung. Während der Untersuchung wiederholt Brechreiz, einmal auch Schleimerbrechen. Keine kardialen Dekompensationszeichen. Idiopathischer Muskelwulst am Bizeps positiv.
– *Herzauskultation:* Über S_1 und S_2 systolisches Sofortgeräusch mit raschem Dekreszendo (Abb. 73). Geräuschstärke 3/6. Keine Extratöne. Herzaktion scheinbar regelmäßig ohne Extrasystolen oder absolute Arrhythmie. RR 150/85 mmHg, RP 88/min, regelmäßig.
– *Lungenauskultation:* Reines Vesikuläratmen ohne Nebengeräusche.
– *Abdomen:* Druckempfindlichkeit im epigastrischen Winkel. Duodenalpunkt frei. Kein pathologischer Palpationsbefund im Leber- oder Gallenblasenbereich.
– *Übriger Körperbefund:* O. B.

Apparative Zusatzdiagnostik

– *Ruhe-EKG* (Abb. 72): Regelmäßige Kammeraktionen, Frequenz 74/min. Hiervon unabhängig beschleunigte Vorhofaktionen bei Vorhoftachykardie mit einer Frequenz von 180/min. QT_{II}-Verkürzung auf 0,31 s. Tiefe, muldenförmige ST-Senkung. T nicht sicher differenzierbar. Typischer Befund einer Digitalisimprägnation.
– *Herzschallaufnahme über S_2* (Abb. 73): Protosystolisches Sofortgeräusch von raschem Dekreszendo und hoher Frequenz. Keine Extratöne.
– *Thoraxröntgenbild:* Linksverbreiterung des Herzens durch Hypertrophie des lin-

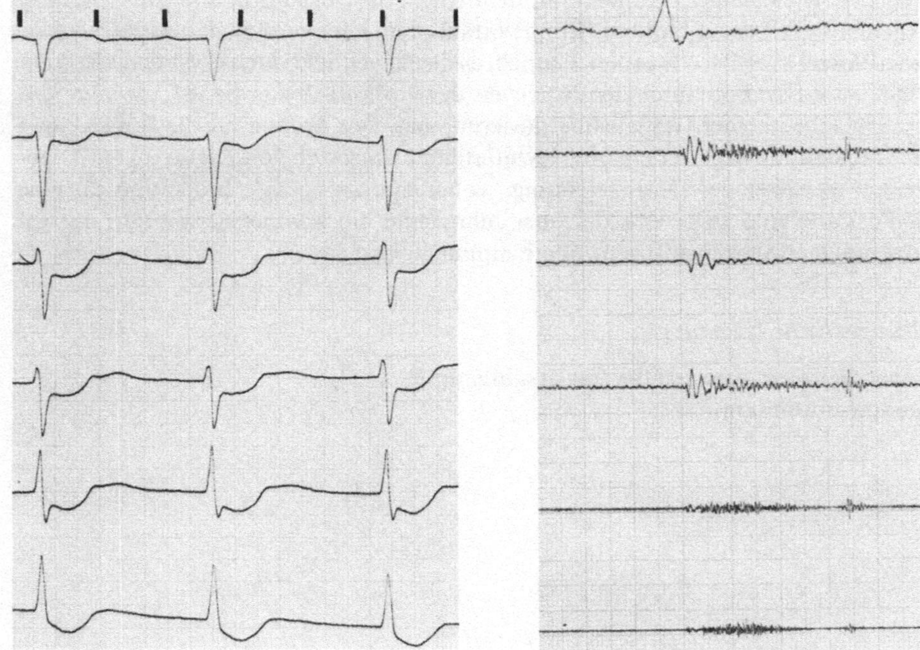

Abb. 72 (Links). EKG (Abl. V_1–V_6) bei Vorhoftachykardie mit Digitalisimprägnation

Abb. 73 (Rechts). PKG bei Mitralinsuffizienz mit protomesosystolischem Sofortgeräusch von hoher Frequenz und gleichmäßigem Dekreszendo

ken Ventrikels mit geringer Dilatation des linken Vorhofs. Verstrichene Herztaille. Lunge o. B., insbesondere ohne kardiogene Stauungszeichen.
– *Echokardiographie:* Typischer pathognomonischer Befund bei Mitralinsuffizienz.
– *Labor:* Digoxinspiegel mit 3,8 ng (normal 0,5–2,0 ng) pathologisch erhöht. Kalium 3,1 mval/l ohne wesentliche Befundabweichung von der Norm.

Korrigierte Diagnose

Kompensierte Mitralinsuffizienz rheumatischer Genese ohne wesentliche hämodynamische Auswirkung.
Allgemeinbeschwerden durch Digoxinüberdosierung mit beginnenden Intoxikationserscheinungen.
Pathologischer EKG-Befund einer ausgeprägten Digitalisimprägnation III. Grades mit rhythmogener Herzstörung einer digitalogenen Vorhoftachykardie

Kritische Wertung (diagnostische Fallgrube)

Fallgrube für die Fehlinterpretation der vielfältigen Beschwerden bei der Patientin ist das Lebensalter mit der vor 2 Jahren eingetretenen Menopause. Eine Objektivierung der Ätiologie gelingt allein mit dem EKG, da Herzaktion und Puls mit ihrer Regelmäßigkeit einen Normalbefund vortäuschen. Hier wird nicht nur die digitalogene Wurzel aller Beschwerden deutlich, es deckt vielmehr auch noch den Grad der Digitalisintoxikation durch den Nachweis der Vorhoftachykardie auf, die ja in 80% ihre Ursache in einer Digitalisüberdosierung hat. Der Anfang für die Entwicklung der Intoxikation liegt in dem ungerechtfertigten Umsetzen von Digitoxin auf Digoxin mit gleichzeitiger Dosissteigerung, wobei eine zwingende Indikation für eine Glykosidtherapie angesichts der über Jahrzehnte hin kompensierten und nur geringgradigen Mitralinsuffizienz überhaupt nicht besteht.

Therapeutische Folgerungen

Unverzügliches Absetzen der Glykosidtherapie.
Kaliumsubstitution.

10 Schwindel

10.1 Inspiratorische Asystolie

Frühere Anamnese

Der jetzt 66jährige Patient hatte in der Jugend Lungenentzündung. Während des 2. Weltkrieges Gesichtsdurchschuß, dadurch bleibende Gehörlosigkeit links. Schon seit Jahren Neigung zu niedrigen Blutdruckwerten. Etwa vor 3 Jahren Hinterwandinfarkt des Herzens.

Jetzige Anamnese

Beim Lesen, Gähnen und bei körperlichen Anstrengungen häufig Schwindelanfälle mit Neigung zu Schweißausbruch, körperliche Schwäche, Übelkeit und Brechreiz. Vereinzelt auch kurzdauernde Ohnmachten. Keine Herzschmerzen. Keine Atembeschwerden.

Bisherige Fehlbeurteilung

Funktionell-kreislaufbedingte Schwindelanfälle bei konstitutionell-hypotonem Symptomenkomplex und zusätzlichem Gehörschaden links nach Kriegsverletzung. EKG-Befund eines vernarbten, ambulant stumm abgelaufenen Hinterwandinfarktes.

Wesentliche Befunde

- *Körperliche Untersuchung:* Fettleibiger Ernährungszustand, matt und müde wirkend. Keine kardialen Dekompensationszeichen. Lunge auskultatorisch o. B. Puls und Herzfrequenz regelmäßig. Keine Extrasystolen. Frequenz 60/min. RR 100/60 mmHg. Normale Herztöne. Keine Herzgeräusche.

Apparative Zusatzdiagnostik

- *Kreislauftest* (Abb. 74): Normalbefund ohne Hinweis auf eine orthostatische Kreislaufregulationsstörung. Im Liegen RR 110/60 mmHg, RP 63/min; im Stehen RR 105/70 mmHg, RP 70/min.
- *Ruhe-EKG* (Abb. 75 oben): Regelmäßiger Sinusrhythmus. Minutenfrequenz 60. Pathologische Veränderungen während der Erregungsrückbildungsphase wie bei vernarbtem Hinterwandinfarkt.

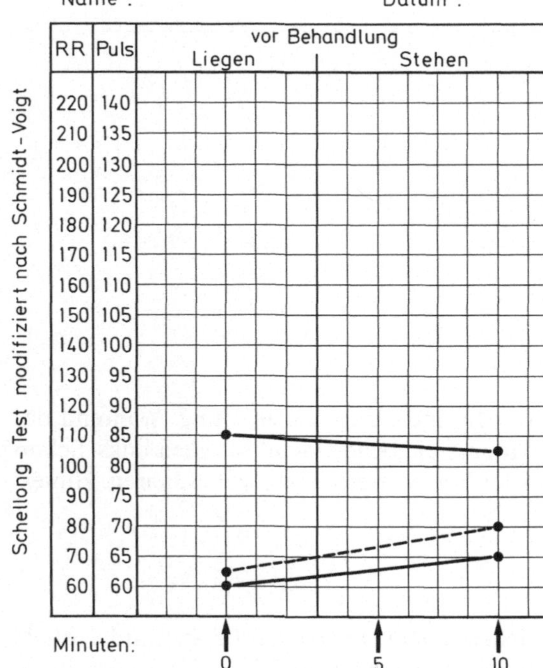

Abb. 74. Orthostatischer Kreislauftest: Normalbefund bei Hypotonie

– *Inspirations-EKG* (Abb. 75 unten): Bei in tiefer Inspiration angehaltener Atmung spontane Panasystolie von 4,5 s Dauer!
– *Thoraxröntgenbild:* Herz und Lunge von alters- und konstitutionstypischem Normalbefund.
– *Laborbefund:* Im Normbereich.

Korrigierte Diagnose

Schwindelbeschwerden und gelegentliche Ohnmachtsanfälle vom Typ kardiozerebraler Synkopen bei inspiratorischer Neigung zu panasystolischen Attacken.
Koronare Herzkrankheit mit vernarbtem Hinterwandinfarkt.

Kritische Wertung (diagnostische Fallgrube)

Diagnostisches Führungssymptom ist die von äußeren Einwirkungen abhängige Neigung zu Schwindelanfällen. Vordergründige Bedeutung als auslösende Faktoren haben dabei Umstände, die mit forcierter Einatmung verbunden sind, wie tiefes Gähnen, körperliche Anstrengung u.a. Sie haben wiederholt zu kurzdauernder Bewußtlosigkeit geführt.
In den früheren diagnostischen Maßnahmen versäumt wurde ein bei tiefer Inspiration aufgezeichnetes EKG, das diesen anamnestisch bedeutsamen Gegebenheiten der Anfallsauslösung Rechnung trägt. Es zeigt dann auch überzeugend das soforti-

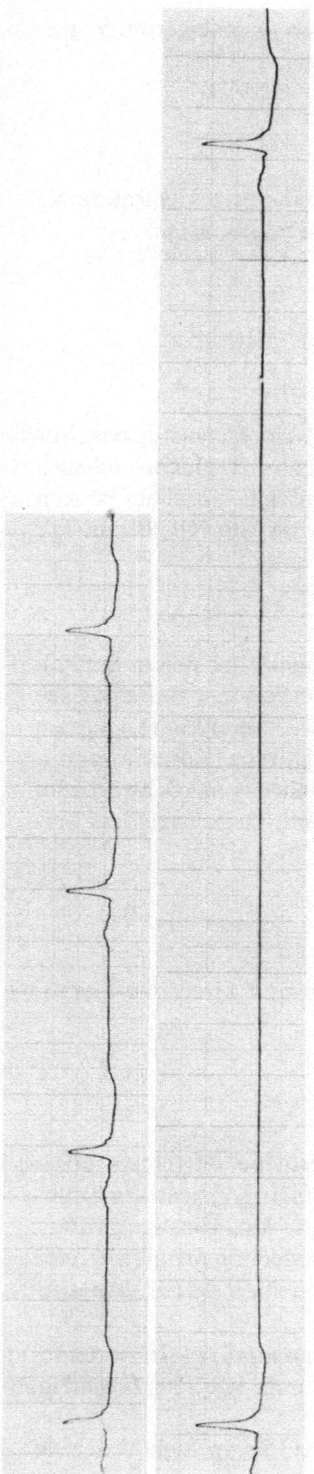

Abb. 75. Inspirations-EKG. *Oben:* Bei Exspiration: normaler Sinusrhythmus, Frequenz 63/min; *unten:* bei Inspiration: Panasystolie von 4,5 s Dauer

ge Auftreten einer Asystolie, die durch einen inspiratorisch übersteigerten Vagus-
tonus nach Herzinfarkt verursacht wird (Abb. 75 unten).

Therapeutische Folgerung

Zunächst Versuch einer medikamentösen Anfallsprophylaxe durch Hemmung der
inspiratorischen Hypervagotonie: Atropinum sulfuricum ½ mg, 3mal tgl.

10.2 Sick-Sinus-Syndrom

Frühere Anamnese

Bei der jetzt 72jährigen Patientin besteht seit der Jugend Übergewichtigkeit. Vor
20 Jahren Erstfeststellung eines Diabetes mellitus. Diät- und Euglucon-Behand-
lung. Bereits in der Jugend Neigung zu Schwindelbeschwerden bei raschem Bücken
oder langem Stehen. Blutdrucklage schon immer eher niedrig (um 120/80 mmHg).

Jetzige Anamnese

Vor 2 Jahren erstmals Schwindelanfall „aus heiterem Himmel", der sich in der Fol-
gezeit mehrfach und in den letzten Wochen gehäuft wiederholt hat. Neben diesen
ausgeprägten Schwindelattacken auch Taumeligkeit und unsicherer Gang, langsam
oder plötzlich einsetzender Leistungsabfall, Angst, innere Unruhe, Konzentrations-
und Neugedächtnisschwäche. 2mal auch flüchtige Sprechstörung mit Schwäche im
rechten Arm „wie bei einem beginnenden Schlaganfall" mit kurzdauerndem Ver-
wirrtheitszustand.

Bisherige Fehlbeurteilung

Kreislaufbedingte Schwindelbeschwerden bei Hypotonie und zerebraler Gefäßsklerose.

Wesentliche Befunde

– *Körperliche Untersuchung:* 72jährige Patientin in altersgemäßer Allgemeinverfassung. Leichte Schlängelung der Temporalarterien. Mäßige Kyphose der Brust-
  wirbelsäule. Normalgewicht (Größe 164 cm, Gewicht 63 kg). Geistige Präsenz
  und Konzentrationsfähigkeit sowie Erinnerungsvermögen unauffällig. Keine
  kardialen Dekompensationszeichen. Kein Doll-Phänomen an den Kubitalarte-
  rien.
– *Herzauskultation:* Regelmäßiger Herzrhythmus. Akzentuation des II. Aortentones. Leises systolisches Sklerosegeräusch ohne Fortleitung. RR 150/95 mmHg,
  RP mit 55/min langsam, aber regelmäßig.
– *Lungenauskultation:* Vereinzelt ohrferne kleinblasige RG im rechten Unterfeld
  (Bronchiektasen). Sonst o. B.

- *Abdomen:* Verstärkte meteoristische Tympanie bei dünnen Bauchdecken. Physiologisch palpable Aortenpulsationen.
- *Übriger Körperbefund:* Ohne Auffälligkeiten.

Apparative Zusatzdiagnostik

- *Ruhe-EKG* (Abb. 76 oben): Regelmäßiger Sinusrhythmus. Frequenz 55/min. Indifferenztyp. Sonst Normalbefund.
- *Inspirations-EKG* (Abb. 76 unten): Bei forcierter tiefer Inspiration Frequenzabfall spontan auf 28/min bei Fortbestehen eines regelmäßigen Sinusrhythmus. Während dieses Atemmanövers Auftreten eines Schwindelanfalles mit Taumeligkeit vom anamnestisch geschilderten Typus.
- *Kreislauftest* (Abb. 77): RR im Liegen 140/90 mmHg, im Stehen 140/90 mmHg. RP im Liegen 65/min, im Stehen 77/min.
- *Thoraxröntgenbild:* Kyphose der BWS mäßigen Grades. Leichtes Lungenemphysem. Mittelständiges Herz ohne Fehlerform.
- *Vitalographie:* Mäßige pulmonal-respiratorische Insuffizienz bei Lungenemphysem (VK 2,6 1).
- *Labor:* Ohne nennenswerte Befundabweichungen von der Norm.

Korrigierte Diagnose

Schwindelattacken und weitere neurootologische Symptome bei Syndrom des erkrankten Sinusknotens der A. carotis (Sick-Sinus-Syndrom) mit hochgradigem inspiratorischem Herzfrequenzabfall.
Kein Anhalt für eine kreislaufbedingte Symptomatik.

Kritische Wertung (diagnostische Fallgrube)

Die diagnostische Fallgrube für die Fehlinterpretation der Schwindelbeschwerden bei der 72jährigen Patientin ergibt sich aus dem irrigen Reflexschluß vom Lebensalter auf eine Zerebralsklerose. Hinzu kommt die von Jugend an bestehende Neigung zu Schwindelbeschwerden bei hypotoner Blutdrucklage. Stets sollte man aber bei

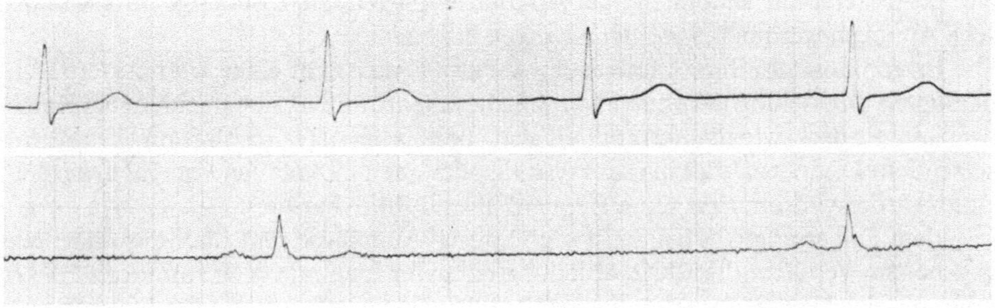

Abb. 76. Inspirations-EKG bei Sick-Sinus-Syndrom. *Oben:* Bei Exspiration Frequenz 55/min; *unten:* bei Inspiration Frequenzabfall auf 28/min

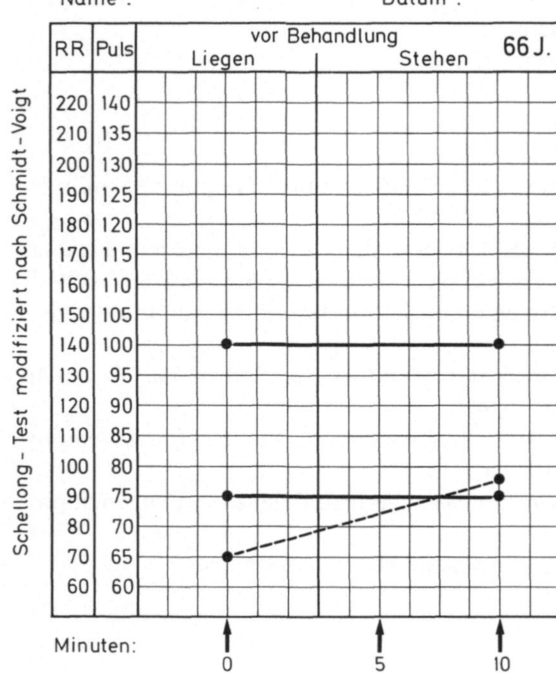

Abb. 77. Orthostatischer Kreislauftest: Normalbefund bei Normotonie

älteren Patienten primär an kardiozerebrale Durchblutungsstörungen infolge interkurrenter Arrhythmien als Ursache derartiger „Gleichgewichtsstörungen" denken. Bei 20% der älteren Patienten wird man bei entsprechend gezielter Diagnostik fündig werden. Dies gilt insbesondere auch für scheinbar spezielle neurootologische Störungen, die infolge der dabei herabgesetzten Hirndurchblutung entstehen können. Die gemeinsame pathologische Endstrecke des durch die Arrhythmie verminderten Herzkammerauswurfvermögens und das damit bedingte Absinken der zerebralen Durchblutung mit der resultierenden Minderleistung der Sinnesorgane rufen die Fülle der Beschwerden hervor. Durch ihre Vielfalt können sie leicht zu einer diagnostischen Fallgrube werden. Die zerebralen und zerebellaren Symptome äußern sich als Schwindel (70%), Synkopen (45%) oder als transitorische Insulte (20%). Als zerebrale Embolien oder Apoplexie fehlgedeutete flüchtige hirnischämische Attacken werden bei 5% der Kranken beobachtet.
Die Erkrankung des Sinusknotens der A. carotis, meist auf einer arteriosklerotisch bedingten Drosselung der Blutversorgung beruhend, äußert sich in einem bei Karotismassage oder – wie in unserem Beispiel – bereits bei tiefer Inspiration abrupt einsetzendem Frequenzabfall bis zu Asystolie oder auch in Anfällen von Tachykardie-Bradykardiesyndrom bzw. einer frequenzstarren Bradykardie.
In jedem Fall ermöglicht bei meist schon durch Anamnese und Alter des Patienten gegebenem Verdacht die EKG-Ableitung bei tiefer Inspiration (Inspirations-EKG) oder mit gleichzeitig vorgenommener Karotismassage die zutreffende Diagnose.

Therapeutische Folgerungen

Die Therapie der Wahl bei symptomatischem Sick-Sinus-Syndrom ebenso wie bei eindeutigem hypersensiblem oder hyperaktivem Karotissinussyndrom besteht in der Implantation eines elektrischen Permanentschrittmachers. Dadurch wird die individuelle Lebensprognose entscheidend verbessert, die unbehandelt kaum zu bestimmen ist.

10.3 Kardiozerebrale Synkopen

Frühere Anamnese

Bei dem jetzt 76jährigen Patienten ist seit etwa 20 Jahren eine Hypertonie bekannt, die – mit Unterbrechungen – medikamentös behandelt wurde. Gelegentliche Herzbeschwerden infolge Extrasystolen. Keine Herzschmerzen. Ungewöhnlich gute körperliche und geistige Spannkraft. Seit 10 Jahren diätetisch eingestellter Diabetes mellitus.

Jetzige Anamnese

Seit 1 Jahr zunehmender Rückgang in der körperlichen Leistungsfähigkeit und Ausdauer. Öfter unmotiviert auftretende Schwindelattacken, unabhängig von der Körperlage. Wiederholt dabei auch kurzdauerndes Schwarzwerden vor den Augen. In den letzten 2 Wochen 2mal kurzdauernde Bewußtlosigkeit ohne Krämpfe, jedoch durch einen Sturz äußerliche Kopfverletzung. Ambulante EKG-Untersuchung, einschließlich Langzeit-EKG, ohne Arrhythmie oder sonstige Auffälligkeiten.

Bisherige Fehlbeurteilung

Schwindelbeschwerden und mehrmalige Ohnmachtsanfälle bei zerebraler Gefäßsklerose und labiler Hypertonie mit rezidivierenden transitorischen hirnischämischen Attacken. Ausschluß eines hirnorganischen Anfallsleidens (Epilepsie? Hirntumor?). Ausschluß von hypoglykämischer Schockneigung bei Diabetes mellitus.

Wesentliche Befunde

– *Körperliche Untersuchung:* Biologischer Gesamteindruck, Verhalten und geistige Reaktionsfähigkeit wesentlich jünger als dem kalendarischen Lebensalter entsprechend. Keine kardialen Dekompensationserscheinungen. Keine Unsicherheit im Stehen oder Gehen. Romberg-Zeichen negativ. RR 160/90 mmHg, RP 62/min, regelmäßig. Keine sichtbare Schlängelung der Temporal- oder Ellenbeugenarterien.
– *Herzauskultation:* Regelmäßige Herzaktion. Mäßig deutliche Akzentuation des II. Aortentones. Leises systolisches Sklerosegeräusch über der Aorta (2/6) ohne Fortleitung in die Halsarterien.

– *Lungenauskultation:* Geringfügige Abschwächung des sonst reinen Vesikuläratmens infolge leichten Altersemphysems.

Apparative Zusatzdiagnostik

– *Ruhe-EKG* (Abb. 78 oben) *und Belastungs-EKG* (3 min Radfahren, 100 W): Regelmäßiger Sinusrhythmus (73/min) ohne Extrasystolen oder sonstige Arrhythmie. Normalbefund.
– *Steh-EKG und Kreislauftest:* Unauffällig, insbesondere ohne Hinweis auf eine orthostatische Kreislaufregulationsstörung. Fortbestehen eines regelmäßigen Sinusrhythmus.
– *Karotisdruckversuch* (Abb. 78 unten): Sofort einsetzende und im EKG dokumentierte Panasystolie, die nach 4 s Dauer durch den Wiedereintritt eines Knotenersatzrhythmus beendet wird.
– *Labor:* Blutzucker 2 h p.c. 135 mg%, Urinzucker negativ. Sonst o. B.
– *Vitalographie:* Zeichen eines geringen restriktiven Lungenemphysems (VK 3,0 1).
– *Thoraxröntgenbild:* Aortensklerose. Herzkonfiguration altersentsprechend. Lunge ohne Stauungszeichen.
– *Zerebrale Computertomographie:* Altersentsprechend unauffälliger Befund, insbesondere ohne Insult- oder Tumorzeichen.

Korrigierte Diagnose

Rezidivierende kardiozerebrale Synkopen bei interkurrent auftretender Panasystolie („Herzstillstand") auf dem Boden eines hypersensiblen bzw. hyperaktiven Karotissinus. Für eine primär-zerebrale Anfallsauslösung kein Anhalt.

Kritische Wertung (diagnostische Fallgrube)

Hier wie in zahlreichen ähnlichen Beobachtungen wurde die Reflexdiagnose Schwindel und Ohnmacht bei „zerebraler Gefäßsklerose" in erster Linie durch das kalendarische Lebensalter des Patienten ausgelöst. Dabei blieb die ungewöhnlich gute biologische Allgemeinverfügbarkeit ebenso unberücksichtigt wie der typische Anfallsablauf, der gegen eine primär-zerebrale Ursache spricht.
Der in solchen Fällen stets indizierte Karotisdruckversuch mit vorsichtig-streichender Massage einseitig in der Karotissinusregion für maximal 5 s klärt schlagartig die rhythmogene Ursache der rezidivierenden Anfälle auf, die bei der Form eines hyperaktiven Karotissinus auch ohne äußere Einwirkung wie Druck oder Zerrung am Hals ausgelöst werden können.

Therapeutische Folgerung

Unbedingte Indikation zur umgehenden Implantation eines elektrischen Permanentschrittmachers.

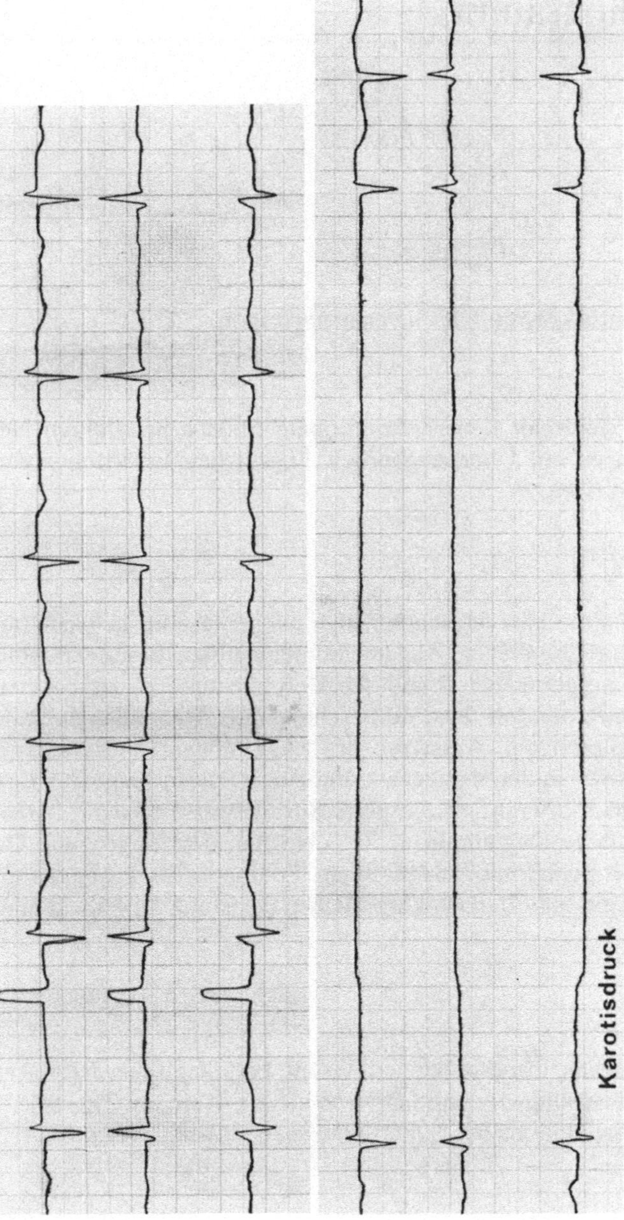

Abb. 78. EKG bei Karotisdruckversuch (Goldberger-Abl.). *Oben:* Vor dem Test: Regelmäßiger Sinusrhythmus, Frequenz 73/min; *unten:* während des Testes: Panasystolie von 4,0 s Dauer

11 Elektrokardiogramm

11.1 Funktionell-sympathikotone EKG-Veränderungen

Frühere Anamnese

Mit 4 Jahren Scharlach. Mehrmals fieberhafte grippale Infekte. Seit Jahren Neigung zu nervösen Störungen mit Übererregbarkeit, ängstlichen Erwartungsspannungen und Einschlafstörungen.

Jetzige Anamnese

In den letzten 10 Monaten Zunahme der schon früher bei der jetzt als Lehrerin tätigen 36jährigen Patientin aufgetretenen Allgemeinbeschwerden, besonders stark nach einer vor 3 Wochen aufgetretenen familiären Konfliktsituation. Jetzt Hinzutreten v. a. von Herzbeschwerden mit dauernd beschleunigter Herztätigkeit, dabei auch gelegentlich Herzstolpern und Aussetzen des Herzschlags. Häufig auch in Ruhe Druckgefühl und Stiche in der Herzgegend mit Angstempfindung. Ständiges Unruhegefühl und inneres Vibrieren „wie in einer Sprudelwasserflasche". Atembeklemmung ohne eigentliche Kurzatmigkeit. In 3 Wochen 4 kg ungewollte Gewichtsabnahme. Unruhiger Schlaf mit Angstträumen. Fühlbarer Rückgang der allgemeinen Leistungsfähigkeit. Häufig nach körperlicher Belastung erhöhte Temperaturen rektal bis 38 °.

Bisherige Fehlbeurteilung

Verdacht auf Endomyokarditis, insbesondere auf Grund pathologischer EKG-Veränderungen. Deshalb Einweisung zur stationären Penicillin-Kortison-Therapie. Ausschluß einer Thyreokardiopathie bei Hyperthyreose.

Wesentliche Befunde

- *Körperliche Untersuchung:* Im *Aspekt* leptosomer Konstitutionstyp. Größe 176 cm. Gewicht 64 kg. Halonierte Augen, Glanzaugen. Sympathikoton-nervös gespannter Gesichtsausdruck (Abb. 79) ohne auffallende Gesichtsblässe. Kalte, feuchte Hände und Füße. RR 150/90 mmHg, RP 105/min. Keine sichtbare Schilddrüsenvergrößerung.
- *Herzauskultation:* Regelmäßige Tachykardie mit vereinzelten supraventrikulären Extrasystolen. Leises (2/6) protosystolisches Geräusch über S_1–S_2. Betonung des

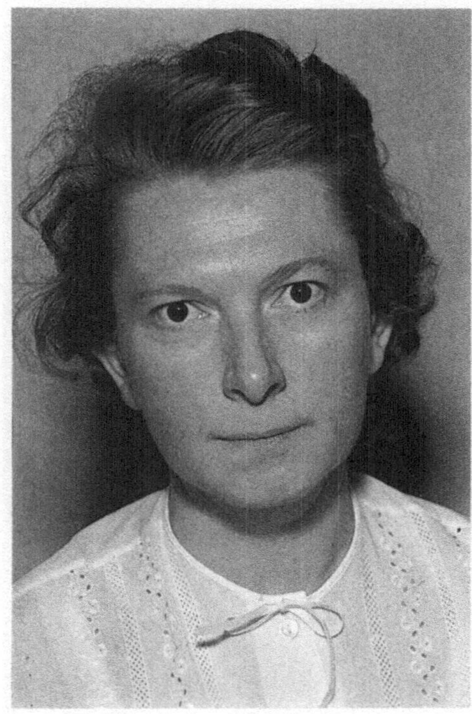

Abb. 79. Aspekt bei Sympathikotonie

I. Herztons. Keine Extratöne. Herzaktion sympathikoton-nervös beschleunigt und verstärkt.
– *Übriger Befund:* O. B., keine Dekompensationserscheinungen.

Apparative Zusatzdiagnostik

– *Labor:* Sämtliche Parameter, einschließlich Schilddrüsentests, im Normbereich.
– *Ruhe-EKG* (Abb. 80 oben): Permanente regelmäßige Sinustachykardie 130/min. Rechtspositionstyp. Muskelverzitterungen (Myogramm). Zuspitzung und Überhöhung der P-Zacken. ST-Senkung, Abflachung der T-Zacken.
– *Röntgenologisch:* Lunge und Herz o. B.
  ECG: Normalbefund.
– *β-Blocker-Test* (Abb. 80 unten): EKG-Wiederholung 2 h nach peroraler Gabe von 40 mg Dociton. Jetzt bereits nahezu völlige Normalisierung der zuvor auffälligen morphologischen Abweichungen im Kurvenverlauf. Frequenz abgesunken auf 70/min. Somit eindeutiger Nachweis einer rein sympathikoton bewirkten EKG-Veränderung ohne organpathologisches Substrat.

Korrigierte Diagnose

Funktionelle kardiovaskuläre Beschwerden bei sympathikotoner Herzstörung mit Sympathikotonie-EKG („Pseudomyokarditis"). Für eine organische Herzerkran-

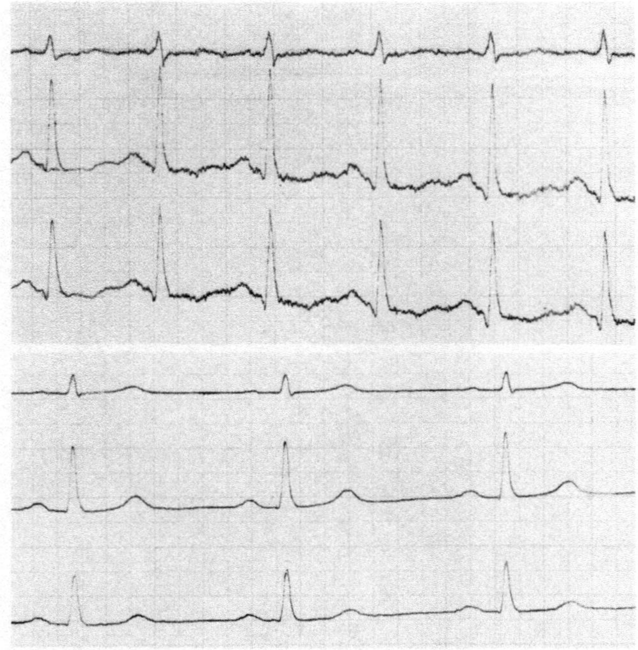

oder Panimit 50: morgens 1 Tbl. Evtl. initial zusätzlich Lexotanil: morgens ¼, abends ½ Tbl. o. ä.

11.2 Funktionell-vagotone EKG-Veränderungen

Frühere Anamnese

26jähriger Jurastudent. Bisher keine wesentlichen Erkrankungen. In den letzten 5 Jahren intensiver Leistungssport (3 000-m-Lauf) ohne Beschwerden. Schon immer Neigung zu niedrigem Blutdruck.

Jetzige Anamnese

Während starker sportlicher Anstrengung in der Julihitze (+30 °) durch Vorbereitung auf einen Wettkampf und bei zugleich erheblicher Studiumsbelastung mit Examensvorbereitung in den letzten 2 Wochen gestern plötzlich aufgetretenes allgemeines Schwächegefühl, Schwindelattacken bei raschem Wechsel der Körperlage (Bücken, Wiederaufrichten u. a.) sowie Druckgefühl in der Magengegend ohne Brechreiz. Kein Schmerz hinter dem Brustbein. Das beim Hausarzt aufgenommene Ruhe-EKG mit auffälliger ST-Elevation ergab den Verdacht auf frischen Herzinfarkt (vgl. Abb. 81 links oben). Deshalb sofortige stationäre Einweisung als Liegendtransport.

Bisherige Fehlbeurteilung

Verdacht auf frischen Herzinfarkt bei einem 26jährigen Leistungssportler mit Veränderungen der ST-Strecke und T-Zacke im EKG.

Wesentliche Befunde

- *Körperliche Untersuchung:* Aspekt und Verhalten unauffällig, insbesondere ohne Zeichen einer Koronar- oder Infarktphysiognomie. RR im Liegen 150/100, im Stehen 130/80 mmHg. RP im Liegen 53, im Stehen 72/min. Regelmäßige respiratorische Arrhythmie. Herzauskultation unauffällig. Keine pathologischen Geräusche oder Extratöne. Lunge auskultatorisch o. B.

Apparative Zusatzdiagnostik

- *Ruhe-EKG* (vgl. Abb. 81 rechts oben): Regelmäßiger Sinusrhythmus. Frequenz 59/min. Indifferenztyp. ST-Hebung in II und III sowie aVL. Ebenso in V_2–V_6 gering erhöhter Abgang der ST-Strecken mit Übergang in überhöhte und zugespitzte T-Zacken.
- *Laborbefunde:* BSG 4/7 mm n.W., CK 44 mU, LDH 145 mU.
- *EKG-Kontrolle* nach 10 Tagen (Abb. 81 unten): Morphologischer Kurvenbefund unverändert.
- *Laborkontrolle* nach 3 Tagen: Weiterhin Normalbefund.
- *Thoraxröntgenbild:* Lunge und Herz o. B.
- *Echokardiogramm:* Normalbefund.

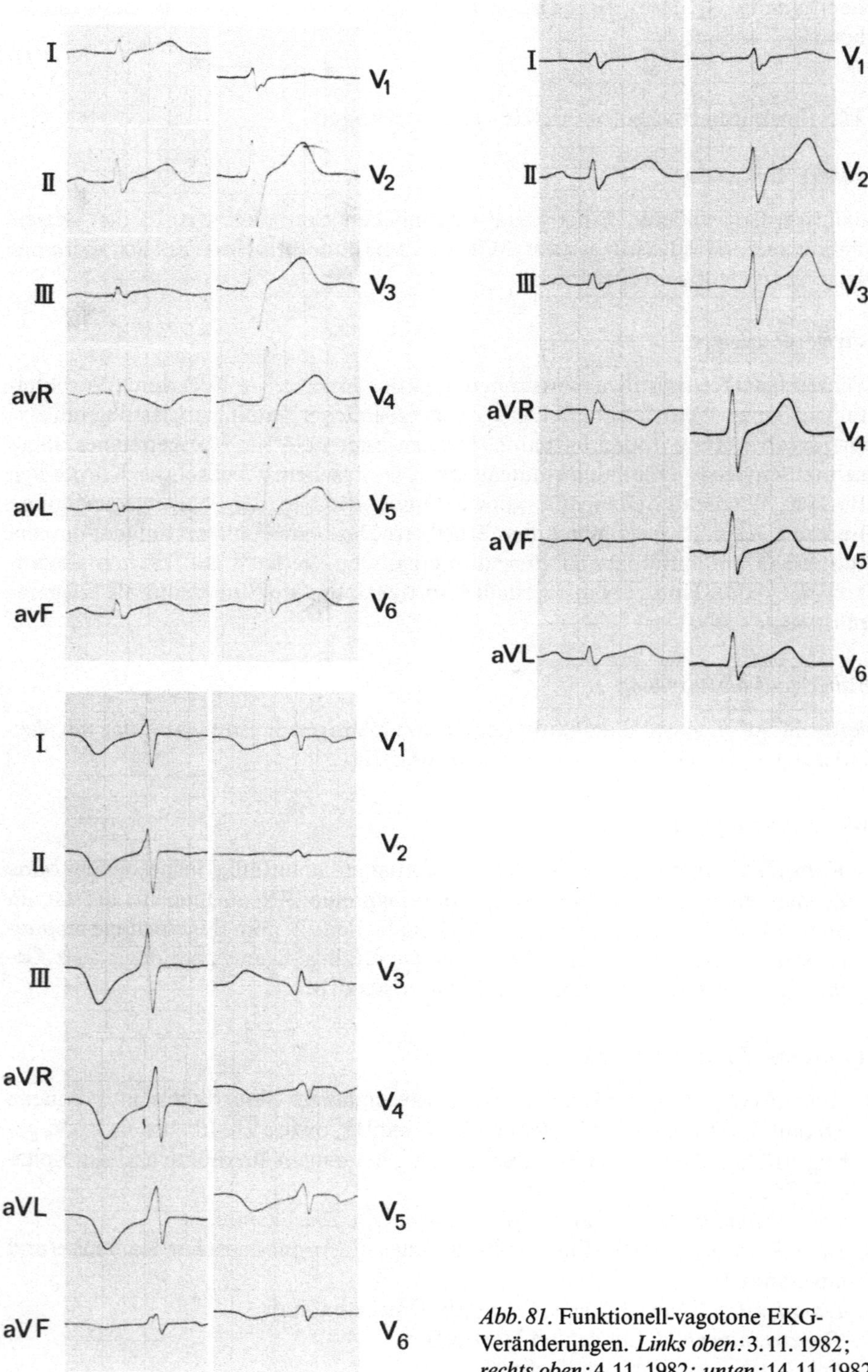

Abb. 81. Funktionell-vagotone EKG-Veränderungen. *Links oben:* 3. 11. 1982; *rechts oben:* 4. 11. 1982; *unten:* 14. 11. 1982

Korrigierte Diagnose

Vegetative ST- und T-Veränderung im Ruhe-EKG bei Sportlertrainingsbradykardie mit auch in Kontrolluntersuchungen unverändertem Befund einer ST-Hebung und T-Überhöhung. Weder klinisch noch elektrokardiographisch Beweis für einen frischen Herzinfarkt, ebenso nicht für eine trockene Perikarditis bzw. Perimyokarditis.

Kritische Wertung (diagnostische Fallgrube)

Fehldeutung funktionell-dyskardischer Beschwerden bei einem unter besonderer psychischer Belastung stehenden 26jährigen Patienten. Die ebenfalls vegetativ-vagoton bedingten morphologischen Auffälligkeiten im Ruhe-EKG mit ST-Elevation lassen bei einmaliger Beurteilung nicht zu Unrecht an einen Herzinfarkt in der Akutphase denken (Abb. 82). Sie sind bei wiederholter Kontrolle oder durch Heranziehung von Vergleichs-EKG aus früherer Zeit sowie schließlich im Belastungstest an dem völlig übereinstimmenden Kurvenverlauf mit Sicherheit als nicht infarktbedingt zu erkennen. Unterstützende Bestätigung findet diese Annahme einer funktionell-vegetativ geprägten Situation durch die ebenfalls konstant normalen Laborbefunde.

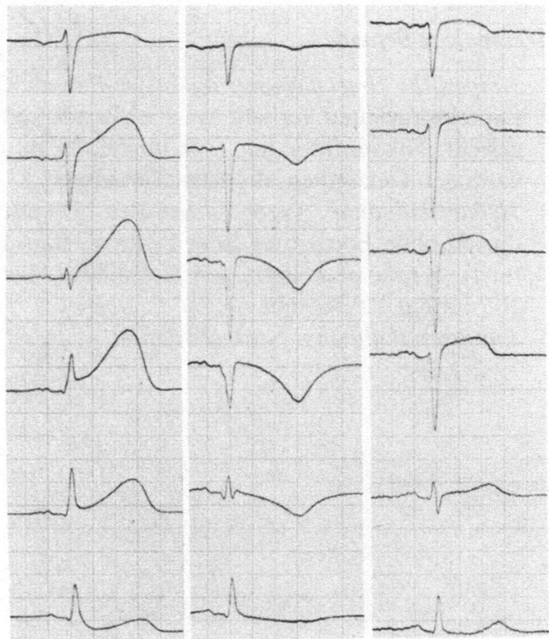

Abb. 82. ST-Elevation und T-Veränderungen bei frischem Vorderwandinfarkt in der Akutphase (zur Differentialdiagnose gegenüber Abb. 81)

11.3 Aszendierender ST-Verlauf

Frühere Anamnese

58jähriger Patient. Seit 18 Jahren starker Zigarettenraucher, täglich bis 40 Stück. Vor 10 Jahren erstmals erhöhte Blutdruckwerte festgestellt. Seitdem gelegentliche antihypertone Medikamente. 2mal Gichtanfall. Diabeteserstfeststellung vor 3 Jahren. Seitdem Diät- und Euglucontherapie. In den letzten 4 Jahren bei körperlichen Anstrengungen Druck- und Schmerzempfindung hinter dem Brustbein. Deshalb Nitrotabletten.

Jetzige Anamnese

Zunahme der Brustschmerzen in den letzten Wochen an Häufigkeit, Dauer und Stärke bei Anstrengungen. Ein vor wenigen Tagen zu Hause aufgenommenes EKG habe ST-Veränderungen gezeigt, die als funktionell-vegetativ bedingt gedeutet worden seien (Abb. 83). Behandlung mit Korodintropfen und Persumbrantabletten.

Bisherige Fehlbeurteilung

Funktionell-vegetativ bedingte ST-Veränderungen im EKG bei Sympathikotonie.

Wesentliche Befunde

- *Körperliche Untersuchung:* 58jähriger Patient. Größe 185 cm, Gewicht 81 kg. Gesamteindruck und Verhaltensweise altersentsprechend und unauffällig. Koronargesicht. Nikotinfötor und Nikotinspuren an den rechten 2.–3. Fingern. Keine kardialen Dekompensationserscheinungen.
- *Herzauskultation:* Akzentuation des II. Aortentones. Systolisches Sklerosegeräusch ohne Fortleitung über S_3 mit Geräuschstärke 2/6. II. Aortenton akzentuiert. Keine pathologischen Extratöne. Herzrhythmus regelmäßig. RR 190/105 mmHg, RP 76/min.
- *Lungenauskultation:* Normalbefund.

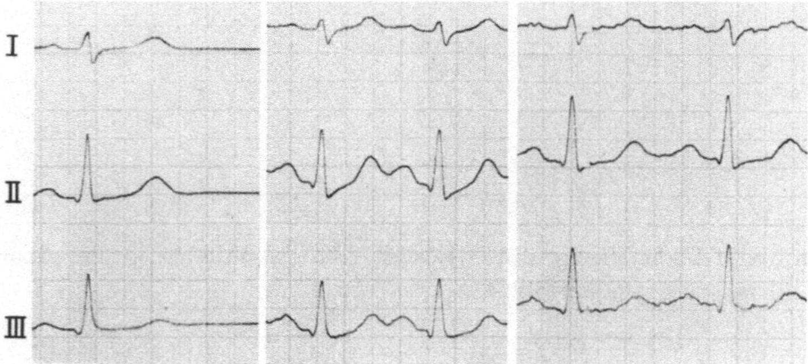

Abb. 83. ST-Aszension sofort nach Belastung *(Mitte)*

– *Abdomen:* Leber 2 QF unter dem rechten Rippenbogen, weiche Konsistenz und glatte Oberfläche. Palpationsbefund wie bei einer Fettleber diabetischer Genese.
– *Übriger Körperbefund:* O. B.

Apparative Zusatzdiagnostik

– *Ruhe-EKG* (Abb. 84a): Regelmäßiger Sinusrhythmus. Frequenz 82/min. Linkstyp. Geringe horizontale ST-Senkung in V_4–V_6, maximal 0,2 mV = 2 mm.
– *Belastungs-EKG* sofort nach 3 min Radfahren (Abb. 83 b–d): In V_4–V_6 aszendierender, unter die Nullinie für 0,10 s mit maximal 4 mm gesenkter ST-Verlauf (Abb. 84 b).
– *Thoraxröntgenbild:* Aortensklerose. Geringe Hypertrophie des linken Ventrikels bei Aortenkonfiguration des Herzens. Lunge o. B.
– *Labor:* Blutzucker 262 mg%, Urinzucker 1,5%. Cholesterin 340 mg%, Triglyzeride 295 mg%. Harnsäure 8,4 mg%, Kreatinin 1,1 mg%. Übrige Befunde im Normbereich.

Korrigierte Diagnose

Echte Belastungsstenokardien bei koronarer Herzkrankheit mit pathologischem Befund im Belastungs-EKG.
Labile, primär-essentielle Hypertonie.
Risikofaktoren: Diabetes mellitus, Hyperurikämie, Hyperlipoproteinämie, diabetische Fettleber.

Kritische Wertung (diagnostische Fallgrube)

Die diagnostische Verkennung der organisch bedingten echten Belastungsstenokardien beruht auf einer Fehlinterpretation des ST-Verlaufes im Belastungs-EKG. Frü-

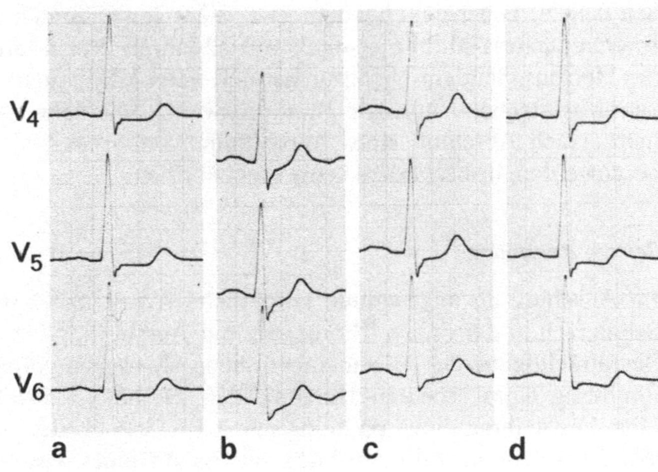

Abb. 84a–d. Pathologische ST-Aszension in V_4 sofort nach Belastung *(b)*

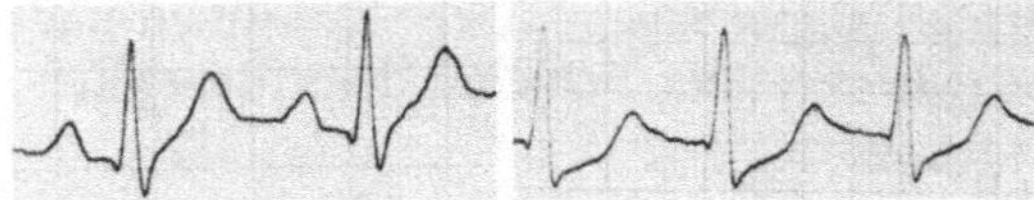

Abb. 85. Typenbilder bei ST-Aszension. *Links:* Normalbefund; *rechts:* Ischämiebefund

her wurde lediglich die horizontale oder deszendierende ST-Senkung als pathologischer Hinweis auf eine koronare Herzkrankheit angenommen. Ein schräg-ansteigender, aszendierender Verlauf der ST-Strecke galt als funktionell bedingt im Rahmen einer Sympathikotonie. Durch Vergleich der EKG-Befunde mit angiographischen und operativen Koronarbefunden wird heute jedoch auch ein aszendierender Verlauf der ST-Strecke als Zeichen einer Myokardischämie gewertet, wenn er vom J-Punkt an länger als 0,04 s bis zum Durchgang durch die Nullinie benötigt und stärker als 1,5 mm = 0,15 mV unter der Nullinie liegt (Abb. 85 rechts). Dieses Kriterium ist aber in unserem Beispiel voll erfüllt. Damit stimmt auch die anamnestische Angabe typischer Belastungsstenokardien überein, die in den letzten Wochen den Charakter einer instabilen Kreszendo-Angina-pectoris angenommen haben.

Therapeutische Konsequenz

Koronarangiographie zur Indikationsüberprüfung einer koronarchirurgischen Interventionsmöglichkeit. Als Sofortmaßnahme medikamentöse Koronartherapie mit Nitropräparaten (Nitroderm-Hautpflaster), β-Blockern, Nitrospray u. ä.

11.4 Persistierende ST-Hebung

Frühere Vorgeschichte

Seit dem 50. Lebensjahr bei dem jetzt 58jährigen Patienten Neigung zu Hypertonie. Angina-pectoris-Anfälle erstmals mit 52 Jahren. Vor 4 Jahren Vorderwandinfarkt des Herzens. Seitdem Nichtraucher und unter konsequenter antihypertoner Medikation weitgehend normale Blutdruckwerte. Seit dem Herzinfarkt Nikotinabstinenz. Nach Abschluß eines Anschlußheilverfahrens keine nennenswerten Herzbeschwerden, insbesondere keine Stenokardien.

Jetzige Anamnese

Im Anschluß an ungewohnte körperliche Arbeit im Garten Auftreten ziehender Schmerzen in der linken Thoraxseite mit Ausstrahlung in den linken Arm. Keine Beeinträchtigung des Allgemeinbefindens, abgesehen von Ängstlichkeit wegen Befürchtung eines erneuten Herzinfarktes. Deshalb Konsultation des Hausarztes. Hier Feststellung eines pathologischen EKG-Befundes mit ST-Elevation in den Wilson-Ableitungen mit Verdacht auf Rezidiv eines frischen Vorderwandinfarktes (Abb. 86). Deshalb stationäre Einweisung.

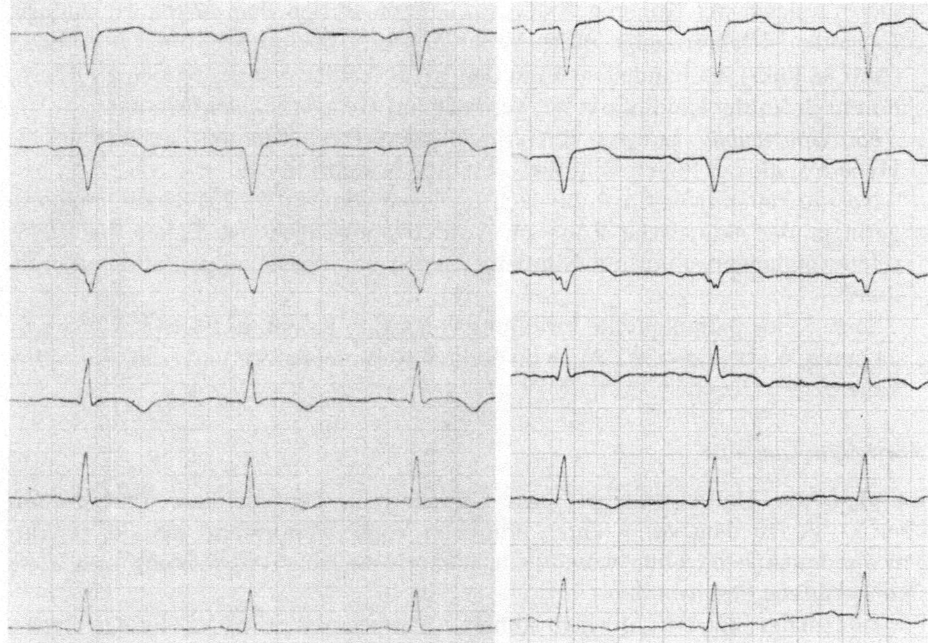

Abb. 86. Persistierende ST-Elevation in V_2–V_4 nach Vorderwandinfarkt des Herzens. *Links:* Aufnahme 4 Jahre nach Infarkt; *rechts:* Aufnahme bei stationärer Aufnahme

Bisherige Fehlbeurteilung

Echte Stenokardie bei Verdacht auf Rezidiv eines frischen Vorderwandinfarktes mit korrespondierenden EKG-Veränderungen über V_2–V_3.

Wesentliche Befunde

- *Körperliche Untersuchung:* Nach Aspekt und Verhaltensweise unauffälliger 58jähriger Patient. Keine Koronarphysiognomie, keine Gesichtsblässe. Palpatorischer Druckschmerz im Bereich der linken Trapezius- und Pektoralismuskulatur. RR 150/90 mmHg, RP 78/min, regelmäßig. Keine kardiogenen Dekompensationszeichen.
- *Herzauskulation:* Geringe Akzentuation des II. Aortentons. Keine pathologischen Geräusche oder Extratöne. Keine Arrhythmie.
  Lunge auskultatorisch o. B. Auch im übrigen körperlichen Befund keine Auffälligkeiten.

Apparative Zusatzdiagnostik

- *Ruhe-EKG* (Abb. 86 rechts): Regelmäßiger Sinusrhythmus. Frequenz 85/min. ST-Elevation über V_2–V_4. T-Negativierung in V_3–V_5.

Der Vergleich mit früheren EKG-Aufnahmen in den dem ersten Herzinfarkt folgenden 4 Jahren zeigt diese Veränderungen über Jahre hin unverändert (Abb. 86 links). Es handelt sich um den Befund einer persistierenden ST-Elevation nach Vorderwandinfarkt bei Verdacht auf Herzwandaneurysma.

- *Thoraxröntgenbild:* Lunge o. B. Geringe Linksverbreiterung des Herzens infolge Hypertrophie des linken Ventrikels. Mäßige Aortensklerose.
- *Myokardszintigraphie:* In Ruhe nach Injektion von 2 ml Ci 201 Thalliumchlorid geringgradig akinetische Zone im Vorderwandbereich des linken Ventrikels (Herzwandaneurysma) und Minderperfusion bei Vorderwandinfarkt mit Ischämie.
- *Labor:* Keine pathologische Erhöhung von CK, CK-MB, LDH, SGOT. BSG 8/ 14 mm n.W.. Leuko. 4300. Auch im übrigen Routinelaborbefund keine Auffälligkeiten.

Korrigierte Diagnose

Extrakardiale Thoraxmyalgien nach Gartenarbeit. Persistierende ST-Elevation über V_2–V_3 seit dem vor 4 Jahren erlittenen Vorderwandinfarkt mit Postinfarktherzwandaneurysma ohne wesentliche hämodynamische Auswirkung und ohne stenokardische Beschwerden.
Für ein frisches Infarktrezidiv kein Anhalt. Anamnestisch primär-essentielle Hypertonie mit jetzt medikamentös normotoner Blutdrucklage.

Kritische Wertung (diagnostische Fallgrube)

Der diagnostische Irrweg war vorgegeben durch die Fehlinterpretation des EKG-Befundes. Eine durch Vorderwandinfarkt im akuten Stadium verursachte ST-Hebung über V_2–V_4 kann morphologisch identisch sein mit der über Jahre hin unverändert registrierbaren Form einer persistierenden ST-Elevation, der in der Regel ein Herzwandaneurysma nach früher vorangegangenem Vorderwandinfarkt zugrunde liegt. Die Unterscheidung ist auf einfache Weise durch Vergleich mit früheren EKG-Aufnahmen möglich (Abb. 86). Das Fehlen sonstiger Laborparameter sowie die Myokardszintigraphie bestätigen diese Annahme. Die Palpation der Thoraxmuskulatur deckt die myalgische Ursache der aktuellen, nicht herzbedingten Beschwerden auf.

Therapeutische Folgerungen

Stationäre Behandlung entbehrlich.
Myalgiebehandlung durch Wärme, Einreiben, evtl. intrakutane Impletolquaddelinjektionen präkordial.

11.5 Unzureichender Belastungstest bei Angina pectoris

Frühere Anamnese

46jähriger Patient, Büroangestellter. In den letzten 9 Jahren wiederholt Magenbeschwerden vom Gastritis- und Ulkustyp, meist im Frühjahr und im Herbst auftretend. Insgesamt 3mal ein florides Ulcus duodeni. Unzufriedenheit mit beruflicher Tätigkeit. Zusätzlich familiäre Konfliktsituation.

Jetzige Anamnese

Seit 6 Wochen erneut Magenbeschwerden mit Ausstrahlung von der Brustmitte und dem Gebiet hinter dem Brustbein zum epigastrischen Winkel hinunter. Kein Erbrechen. Die jetzigen Beschwerden insofern anders als früher, da jetzt ausgesprochene Abhängigkeit im Auftreten von körperlichen Belastungen und psychischen Erregungen besteht, jedoch ohne Abhängigkeit von Nahrungsaufnahme oder tageszeitlicher Rhythmik. Keine Gewichtsabnahme. Gastroskopische Untersuchung vor 4 Wochen: kein florides Ulkusrezidiv. Vor 2 Wochen hausärztliche Untersuchung mit Ruhe- und Belastungs-EKG, bei der sich unter Belastung mit 3 min Radfahren und 50 W ein Normalbefund im EKG ergab.

Bisherige Fehlbeurteilung

Rezidivierende Magenbeschwerden vom Gastritistyp bei Ulkusdiathese. Normaler Herzbefund ohne Hinweis auf eine koronare Herzkrankheit bzw. echte Angina pectoris.

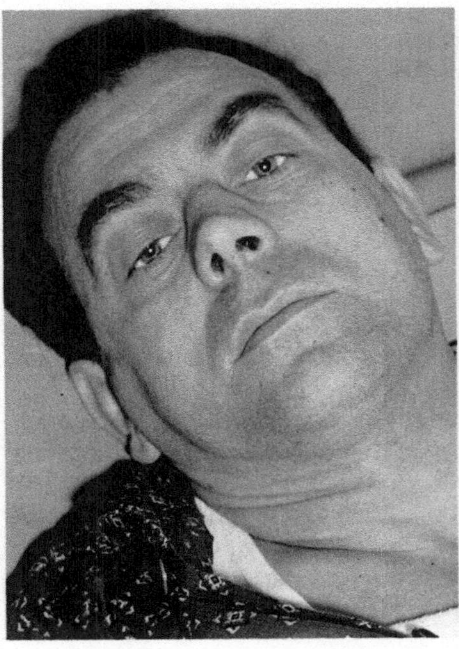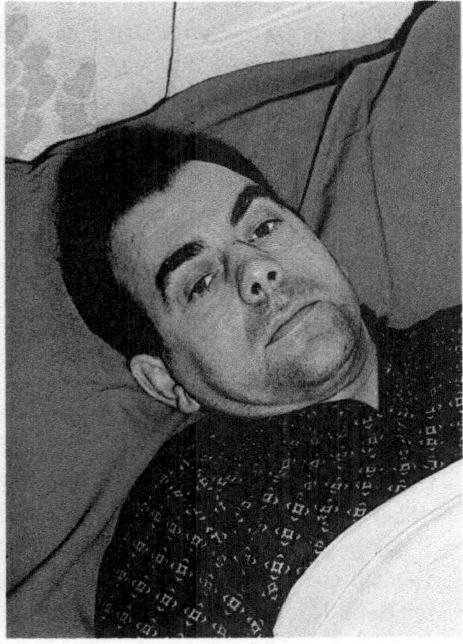

Abb. 87. Koronargesicht. *Links:* Im Anfall einer Angina pectoris gravis; *rechts:* im Intervall

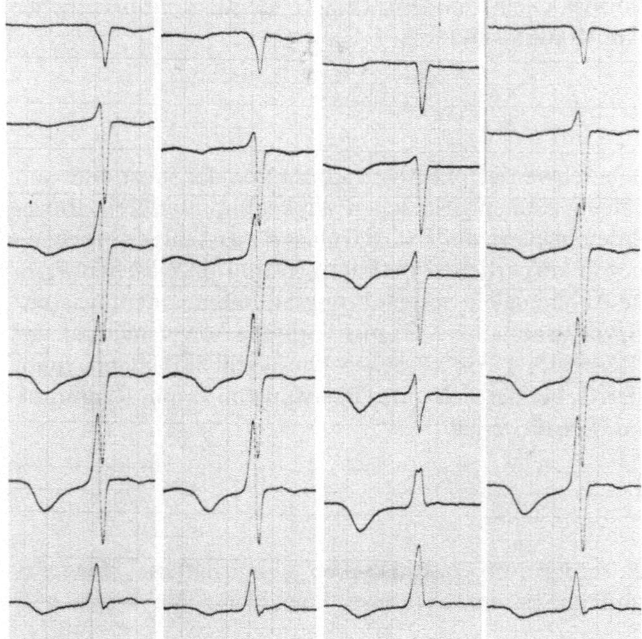

Abb. 88. Ruhe- und Belastungs-EKG mit 5 min Radfahren bei 75 W: Normalbefund

Wesentliche Befunde

- *Körperliche Untersuchung:* Im Aspektbefund während der sog. „Magenkrisen"
  mit akuter Beschwerdesymptomatik typisches Koronargesicht wie bei echter organischer Stenokardie (Abb. 87 links). Ausgleich nach Anfallsüberwindung
  (Abb. 87 rechts). Blutdruck 120/80 mmHg, Ruhepuls 50/min bei vagotoner Bradykardie. Geringe Druckempfindlichkeit im epigastrischen Winkel ohne Palpa-
  tionsschmerz am Duodenalpunkt.

Apparative Zusatzdiagnostik

- *Gastroskopisch:* Erosive Gastritis geringen Grades, Narbenbulbus. Kein Anhalt
  für ein florides Magen- oder Duodenalgeschwür. Hämokkulttest im Stuhl 3mal
  negativ.
- *Ruhe-EKG und Belastungs-EKG* mit 5 min Radfahren, 75 W: Vegetative Imprä-
  gnationszeichen bei Vagotonie über V_2–V_5 (vgl. Abb. 88). Jedoch kein organpa-
  thologischer Befund im Sinne einer Koronarinsuffizienz.
- *Wiederholung des Belastungs-EKG,* jetzt mit 4 min Radfahren und ansteigender
  Belastung bis 150 W: Ausgeprägte pathologische Veränderungen im Sinne einer
  Belastungsmyokardischämie (Abb. 89). Abbruch des Belastungs-EKG wegen un-
  ter dem Test auftretender retrosternaler Schmerzen vom Typ einer Belastungs-
  Angina-pectoris.
- *Koronarangiographie:* Kompletter Verschluß des Ramus circumflexus links.

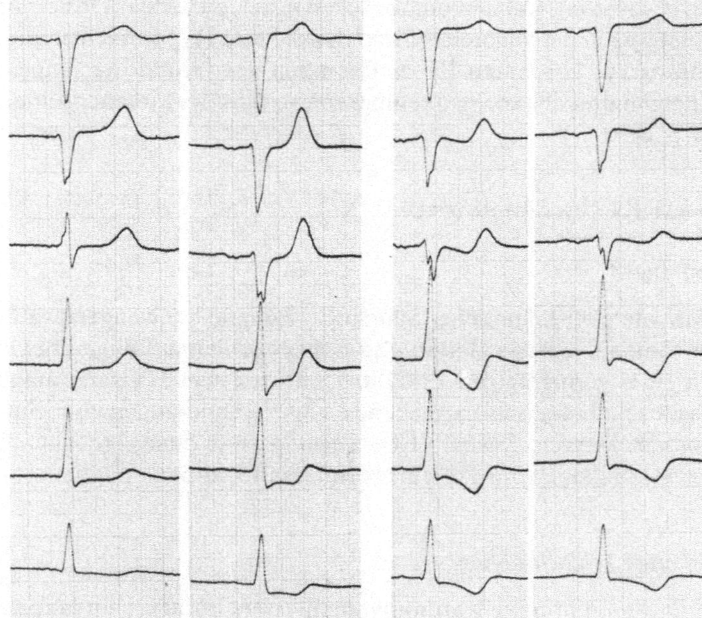

Abb. 89. Ruhe- und Belastungs-EKG mit 4 min Radfahren bei 150 W: Deutlich pathologischer Befund einer Belastungsmyokardischämie (Patient wie Abb. 88)

Korrigierte Diagnose

Echte stenokardische Beschwerden vom Typ einer Belastungsstenokardie bei koronarer Herzkrankheit mit Verschluß des Ramus circumflexus links.

Kritische Wertung (diagnostische Fallgrube)

Fehldeutung retrosternaler Schmerzen und Oberbauchschmerzsymptomatik bei koronarer Herzkrankheit mit koronarangiographischem Nachweis eines koronaren Verschlußbefundes. Diagnostische Irreführung zunächst durch das relativ jugendliche Alter des Patienten von 46 Jahren und die bereits über 9 Jahre hin sich erstreckende Magenanamnese mit wiederholten Zwölffingerdarmgeschwüren. Nichtbeachtung der jetzigen Wandlung in der Schmerzsymptomatik mit charakteristischer körperlicher Belastungsabhängigkeit. Für das Alter und den körperlichen Trainingszustand des Patienten unzureichende Belastungsdosisierung beim Funktions-EKG mit versäumter Ausbelastung. Schließlich Übersehen der charakteristischen physiognomischen Veränderungen im Schmerzanfall vom Typ des Koronargesichtes mit seiner auffallenden Adrenalinblässe (vgl. Abb. 87 links).

Therapeutische Folgerungen

Unverzügliche Einleitung einer mehrdimensionalen Koronartherapie: Körperliche und psychische Schonung. Medikamentöse Behandlung: Nitrattherapie, Molsido-

min (Corvaton), Kalziumantagonisten in ausreichender Dosierung. β-Blocker ungeeignet wegen der vagotonen Bradykardie und Hypotonieneigung. Indikationsüberprüfung zur koronaren Bypassoperation auf Grund der jüngeren Altersstufe des
Patienten und der koronarangiographisch nachgewiesenen Eingefäßstenose.

11.6 EKG im Säuglingsalter

Anamnese

8 Monate alter männlicher Säugling. Normale Schwangerschaft ohne Erkrankung
der Mutter. Normale Geburt und bisher auch unauffällige Entwicklung. Ein anläßlich eines geringfügigen Erkältungsinfektes vom Hausarzt aufgenommenes EKG
zeigt als pathologisch angesehene EKG-Veränderungen über einigen Wilson-Brust-
wandableitungen. Deshalb Überweisung unter dem Verdacht auf eine angeborene
Herzerkrankung vom Typ einer primären Kardiomyopathie.

Bisherige Fehlbeurteilung

Verdacht auf primäre Kardiomyopathie auf Grund scheinbar pathologischer EKG-
Befunde über V_1–V_3.

Wesentliche Befunde

- *Körperliche Untersuchung:* Altersentsprechend eutropher und unauffälliger Gesamteindruck. Keine Zyanose. Hautturgor und Muskeltonus normal.
- *Herzauskultation:* Regelmäßige altersentsprechende Tachykardie von 138 Schlägen je min. I. und II. Herzton normal. Kurzes protosystolisches Dekreszendogeräusch von akzidentellem Charakter. Auch im übrigen körperlichen Befund keine Besonderheiten.

Apparative Zusatzdiagnostik

- *EKG* (Abb. 90): Regelmäßige Sinustachykardie. Frequenz 140/min. Indifferenz-
  typ mit gehobenem ST-Abgang über I und II sowie aVF. Über V_1–V_3 tief negative
  T-Zacken.
- *Herzschallaufnahme:* Normale Herztöne. Keine pathologischen Extratöne oder
  Herzgeräusche.
- *Thoraxröntgenbild:* Altersentsprechend breit dem Zwerchfell aufliegende Herzfi-
  gur ohne pathologische Konfigurationsänderungen. Lunge o. B.

Korrigierte Diagnose

Dem Säuglingsalter entsprechender normaler klinischer und elektrokardiographi-
scher Herzbefund mit altersphysiologischer T-Negativierung über V_1–V_3. Kein Anhalt für eine angeborene Kardiomyopathie.

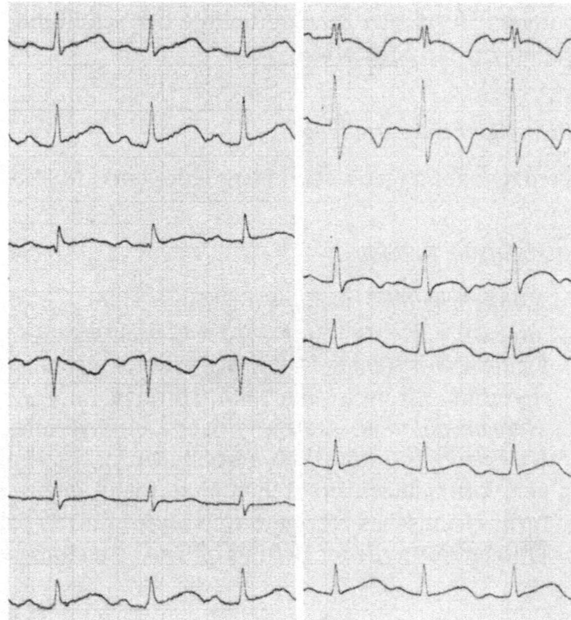

Abb. 90. EKG im
Säuglingsalter (8 Monate):
Normalbefund

Kritische Wertung (diagnostische Fallgrube)

Die diagnostische Irreführung liegt in der ungerechtfertigten Übertragung von
EKG-Normen des Erwachsenenalters auf das Säuglingsalter. Die beim Erwachsenen sicher zu Recht als pathologisch bewerteten T-Veränderungen über V_1–V_3 mit
ausgeprägter Negativierung sind im Säuglingsalter als ein durchaus normaler Befund zu werten. Sie erklären sich aus den vom Erwachsenen abweichenden besonderen Rotationsverhältnissen der Herzachse während der ersten Lebensabschnitte
bis in das Schulkindalter hinein.

11.7 EKG im Kindesalter

Frühere Anamnese

Das jetzt 6jährige Schuldkind ist bis auf gelegentliche und nur geringfügige Erkäl-
tungsinfekte bisher stets gesund gewesen. Altersentsprechende körperliche Leistungsfähigkeit mit besonders guten Leistungen beim Schwimmen.

Jetzige Anamnese

Bei der Einschulungsuntersuchung erstmalige Feststellung eines Herzgeräusches.
Das daraufhin registrierte EKG fiel durch T-Veränderungen mit Negativierung
über V_1–V_3 auf. Überweisung wegen „Myokardschadens" und Verdacht auf ange-

borenen Herzfehler zur Beurteilung der Schulfähigkeit und einer eventuellen Indikation zur Herzoperation.

Bisherige Fehlbeurteilung

Verdacht auf angeborenen Herzfehler und „Myokardschaden".

Wesentliche Befunde

- *Körperliche Untersuchung:* 6jähriges Mädchen auf altersentsprechender Entwicklungsstufe. Keine Lippen- oder Gesichtszyanose. Keine Trommelschlegelfinger. Keine kardiogenen Dekompensationszeichen. RP 88/min, respiratorische Arrhythmie. RR im Liegen 100/70 mmHg.
- *Herzauskultation:* Respiratorische Arrhythmie. Frequenz 86/min. Normaler I. Herzton, inspiratorisch gespaltener II. Ton, inkonstanter III. Herzton. Im Liegen vorhandenes, im Stehen nicht mehr nachweisbares und somit akzidentelles protosystolisches Herzgeräusch ohne klinisch-pathologische Bedeutung. Übriger körperlicher Befund ohne Abweichung von der Altersnorm.

Apparative Zusatzdiagnostik

- *Ruhe-EKG* (Abb. 91): Regelmäßige respiratorische Sinusarrhythmie. Frequenz 88/min. Rechtspositionstyp. Über V_1–V_3 deutlich negative T-Zacken.
- *Herzschallaufnahme über S_4:* Als altersphysiologische Befunde atemabhängige Spaltung des II. Herztones, niederfrequenter III. Herzton. Akzidentelles protosystolisches Geräusch. Keine pathologischen Extratöne oder Herzgeräusche.

Korrigierte Diagnose

Normaler Herzbefund im Kindesalter mit akzidentellem systolischem Geräusch und altersphysiologischer T-Negativierung über V_1–V_3.

Kritische Wertung (diagnostische Fallgrube)

Vom Neugeborenenalter an kann eine Auffälligkeit der T-Zacke in V_1–V_3 bis in das Kindesalter mit eindrucksvoller Negativierung als Ausdruck besonderer Rotationsverhältnisse der Herzachse erhalten bleiben. Die Nichtbeachtung dieser altersphysiologischen Besonderheit, zusammen mit einer Fehldeutung des klinisch bedeutungslosen akzidentellen systolischen Herzgeräusches, führt als Fallgrube leicht zu der Fehlannahme einer angeborenen Herzveränderung und der daraus resultierenden unnötigen Beunruhigung von Eltern und Kind, das aus kardiologischer Sicht soweit auch uneingeschränkt schulfähig ist.

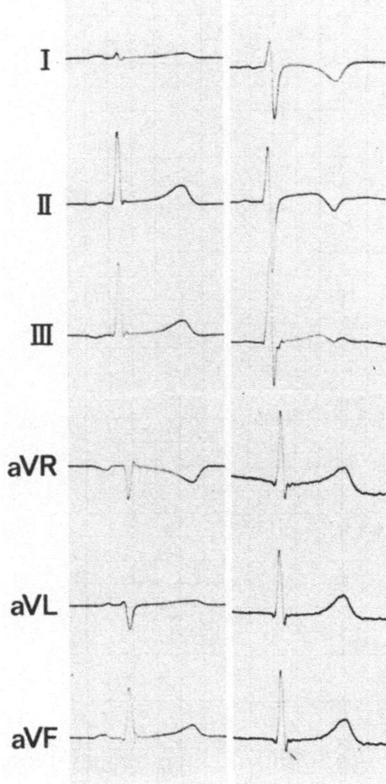

Abb. 91. EKG im Kindesalter (6 Jahre): Normalbefund

11.8 Respiratorisches Q$_{III}$

Frühere Anamnese

47jähriger Stationsvorsteher bei der Bundesbahn. Kinderkrankheiten unbekannt. Jahrelange Beschwerden in Schulter- und Armregion durch Neuralgie und Myalgien im Rahmen eines vertebragenen Zervikalsyndroms. Deshalb auch wiederholt Spritzenbehandlung, physikalische Therapie und Badekuren. Jedoch niemals beschwerdefrei. Besonders bei bestimmten Bewegungen, unabhängig von körperlichen Anstrengungen oder Aufregungen, ziehende Schmerzen im linken Arm, in der linken Schulter- und Thoraxgegend. Ebenso nachts beim Liegen auf der linken Seite.

Jetzige Anamnese

Wegen eines vor 6 Monaten im Dienst zugezogenen Oberschenkelbruches links längere Bettruhe auf der chirurgischen Abteilung des zuständigen Kreiskrankenhauses. Im Verlauf der Inaktivierung Zunahme der oben geschilderten neuralgischmyalgischen Schmerzzustände. Der konsiliarisch zugezogene Internist stellte aus dem EKG-Befund mit auffallender Veränderung der Q-Zacke in Ableitung III

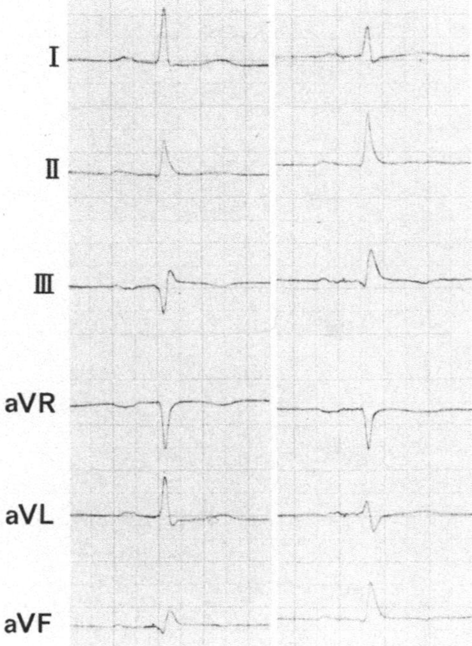

Abb. 92. Respiratorischer Wandel der Q-Zacke in Abl. III. *Links:* Exspiration; *rechts:* Inspiration

(Abb. 92 links) einen abgelaufenen vernarbten Hinterwandinfarkt als Ursache der linksthorakalen Sensationen fest und leitete ein Invalidisierungsverfahren ein. Auf diese Aussicht reagierte der in seinem Beruf besonders engagierte Patient mit schweren, auch für die gesamte Familie außerordentlich belastenden depressiven Verstimmungszuständen, zumal er selbst von dem angenommenen Herzinfarkt wegen seines sonstigen Wohlbefindens keineswegs überzeugt ist.

Bisherige Fehlbeurteilung

Annahme eines vernarbten Hinterwandinfarktes aus auffallendem Q_{III}-Befund im EKG.

Wesentliche Befunde

– *Körperliche Untersuchung:* 47jähriger Patient. Übergewichtigkeit (Gewicht 92 kg, Größe 179 cm). Gehbehinderung durch Folgen der vor 6 Monaten erlittenen Oberschenkelfraktur links. Deprimiert-ängstlicher Gesichtsausdruck. Ausgeprägte Druckschmerzhaftigkeit und Verspannung im Bereich der linken Schulter und Pektoralismuskulatur. Bewegungseinschränkung des linken Schultergelenkes bei Armrotation zum Rücken. Schmerzhaftigkeit und Knirschen im HWS-Bereich bei Drehung nach links und rechts.
– *Herzauskultation:* Regelmäßige Herzaktionen. Normaler I. und II. Herzton. Keine pathologischen Extratöne oder Herzgeräusche. RR 150/85 mmHg, RP 85/min, regelmäßig.

– *Lungenauskultation:* O. B.
– *Abdomen:* Adipöse Bauchdecken, sonst o. B.
  Unterschenkelvarizen beiderseits.

Apparative Zusatzdiagnostik

– *Ruhe-EKG* (Abb. 92 links): Regelmäßiger Sinusrhythmus. Linkspositionstyp bei
  Querlage des Herzens mit tiefem Q_{III} ohne pathologische Verbreiterung. Auch
  sonst Normalbefund.
– *Inspirations-EKG* (Abb. 92 rechts): Völliges Verschwinden des lagebedingten
  Q_{III}.
– *Thoraxröntgenbild:* Querlage des Herzens mit kleinem epikardialem Fettbürzel
  und Aufrichtung der Herzachse bei tiefer Inspiration. Lunge o. B.
– *HWS-Röntgenbild:* Ausgeprägte degenerative Veränderungen im Sinne einer
  Spondylose im Bereich der Halswirbel C4–C6.
– *Myokardszintigraphie:* O. B., insbesondere ohne Hinweis auf Areale eines abge-
  laufenen Herzinfarktes.
– *Labor:* Cholesterin 346 mg%, Triglyzeride 284 mg%. Sonst Normalbefunde.

Korrigierte Diagnose

Ausschließlich durch Querlage des Herzens bei Übergewichtigkeit bedingte Q_{III}-
Vertiefung mit Ausgleich im Inspirations-EKG ohne Anhalt für ein Pardee-Q bei
vernarbtem Hinterwandinfarkt.
Extrakardiale Pseudostenokardien mit linksseitiger Armneuralgie sowie Schulter-
und Pektoralismyalgien bei seit Jahren bestehendem vertebragenem Zervikalsyndrom. Beschwerdeverstärkung durch zusätzliche Omarthrose links infolge der nach
linksseitiger Oberschenkelfraktur erzwungenen Bettruhe.
Übergewichtigkeit und Hyperlipidämie.

Kritische Wertung (diagnostische Fallgrube)

Im Rahmen eines HWS-Syndroms ausgelöste linksseitige Thoraxmyalgien und
Armneuralgie werden immer wieder bei unterlassener Palpation der Schulter- und
Pektoralismuskulatur als echte Stenokardien fehlgedeutet. Eine zusätzliche Fallgrube ergibt sich bei unserem Patienten mit der auffallenden Morphologie von Q_{III},
das sich jedoch schon durch die fehlende pathologische Verbreiterung von einem
infarktbedingten Pardee-Q unterscheidet (Abb. 93). Die einfache Hilfe des bei tiefer
Inspiration aufgenommenen EKG ermöglicht eine weitere differentialdiagnostische Klärung.
Für unseren Patienten bedeutete diese Fehlannahme eines durchgemachten Herzinfarktes und die Fehlinterpretation der HWS-bedingten Beschwerden als echte
Angina-pectoris-Anfälle die vorzeitige Aufgabe seiner von ihm so freudig ausgeübten und als Lebensinhalt empfundenen beruflichen Tätigkeit. Dadurch Anbahnung
schwerer depressiver Verstimmungszustände im Sinne eines folgenschweren iatro-
genen Traumas für Patient und Familie.

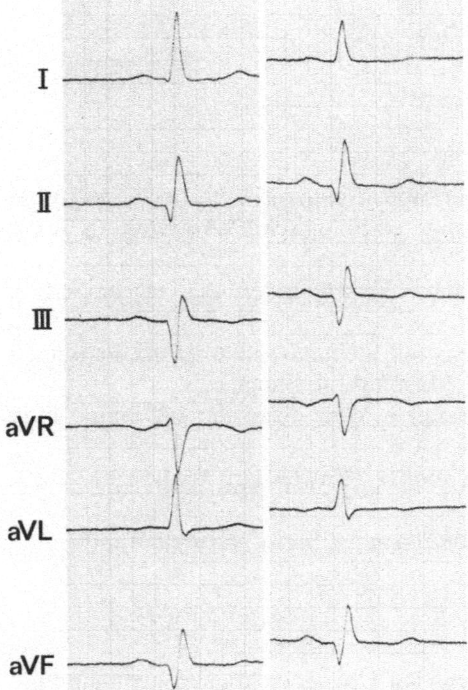

Abb. 93. Pardee – Q bei vernarbtem Hinterwandinfarkt. *Links:* Exspiration; *rechts:* Inspiration

Therapeutische Folgerungen

Die Wiedereingliederung des bereits pensionierten Beamten in seine berufliche Tätigkeit konnte trotz des Nachweises, daß ein Herzinfarkt oder eine sonstige organische Herzerkrankung nicht besteht, nicht erreicht werden. Die daraus entwickelte Depression war auch medikamentös nur wenig beeinflußbar.
Sorge für Gewichtsnormalisierung durch Eßdisziplin und 4tägige Reduktionskuren.
Physikalische Behandlung der Muskelverspannungen.
Psychotherapie.
Eine spezifische Herzbehandlung ist angesichts des normalen Organbefundes entbehrlich.

11.9 Chinidinimprägnation

Frühere Anamnese

Vor 19 Jahren erstmalig Hypertonie (180/100 mmHg). Nierensteinoperation, Gastritis, 2mal Zwölffingerdarmgeschwür. Vor 2 Jahren stummer Herzinfarkt.

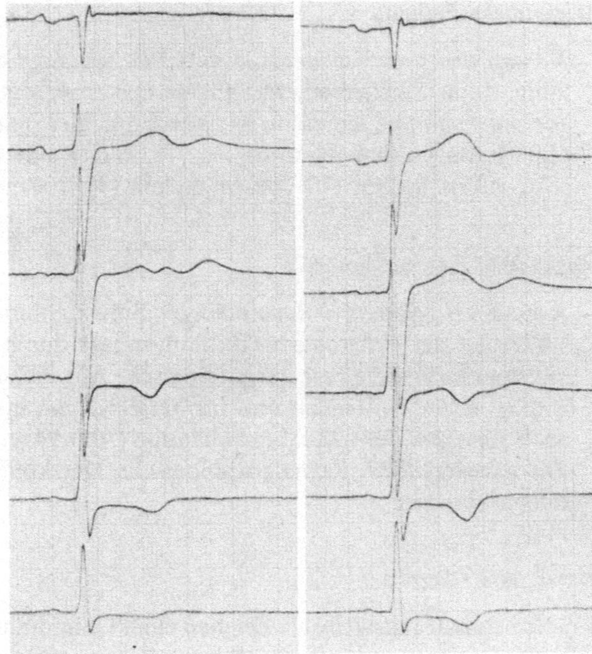

Abb. 94. Chinidinimprägnation im EKG. *Links:* Während Chinidin-Therapie; *rechts:* nach
1wöchiger Chinidinpause

Jetzige Anamnese

Der 53jährige Patient bemerkte erstmals vor 2 Jahren bei Eigenmessung des Blutdruckes „Aussetzer" am Puls. Der daraufhin aufgesuchte Hausarzt stellte einen
stummen Vorderwandinfarkt fest. Körperliche Belastung wird seitdem aus Angst
wegen der Herzunregelmäßigkeit vermieden, die allerdings seit regelmäßiger Einnahme von Chinidin (3mal tgl. 0,2) kaum noch aufgetreten ist. Mattigkeit schon
nach geringen Belastungen, jedoch keine Herz- oder Atembeschwerden. Innerlich
nervös und kribbelig. Kein Schwindel, keine Ohnmacht. RR mit 140–150/
90 mmHg im Normbereich. Laborwerte, einschließlich Kreatinin, normal. Derzeitige Medikation: Chinidin-Duriles 3mal 0,2, Digoxin 2mal 0,2, Darebon: 1mal ½ Tbl.
tgl. Bei EKG-Kontrolle vor 1 Woche Feststellung eines „Herzblockes" vom Typ einer AV-Leitungsstörung II.Grades (Abb.94links). Deshalb Einweisung zur Überprüfung einer Schrittmacherindikation.

Bisherige Fehlbeurteilung

AV-Leitungsstörung II.Grades (Mobitz II) mit Superposition von P und T im EKG
bei labiler, primär-essentieller Hypertonie und koronarer Herzkrankheit mit vernarbtem Vorderwandinfarkt.

Wesentliche Befunde

– *Körperlicher Untersuchung:* Gesamteindruck, Aspekt und Verhaltensweise unauffällig. Keine Zeichen einer kardialen Dekompensation.
– *Herzauskultation:* Herztöne mittellaut und gleichlaut. Herzrhythmus regelmäßig ohne Extrasystolen. Herzfrequenz 78/min. Keine Extratöne. Keine Herzgeräusche. RR im Liegen 170/100, im Stehen 140/100 mmHg.

Apparative Zusatzdiagnostik

– *Ruhe-EKG* (Abb. 94): Regelmäßiger Sinusrhythmus. Normale P-Zacken. Verbreiterung der Erregungsrückbildungsphase durch Verschmelzung der T-Zacke mit einer U-Welle. Diese morphologische Abweichung besonders deutlich in Ableitung V_3 (Abb. 94 links) und im Vergleich mit einem späteren EKG 1 Woche nach Absetzen der Chinidinmedikation (Abb. 94 rechts).
– *Thoraxröntgenbild:* Keine pathologische Herzkonfiguration. Keine kardiogene Lungenstauung.

Korrigierte Diagnose

TU-Verschmelzungswelle als Zeichen einer Chinidinimprägnation im EKG. Regelmäßig normfrequenter, sinusgeführter Kammerrhythmus ohne Hinweis auf eine AV-Leitungsstörung. Labile, primär-essentielle Hypertonie. Für einen vor 2 Jahren ambulant angenommenen Vorderwandinfarkt des Herzens keine im EKG jetzt noch erkennbaren Residuen.

Kritische Wertung (diagnostische Fallgrube)

Irrtümliche Annahme einer AV-Leitungsstörung II. Grades durch Fehlinterpretation der morphologischen T-Veränderungen infolge medikamentösen Chinidineinflusses. Die Langzeiteinnahme dieses Antiarrhythmikums führt fast ausnahmslos zu einer T-Verbreiterung durch Überlagerung mit einer chinidinverursachten U-Welle. An dieser Veränderung läßt sich im übrigen die regelmäßige Einnahme dieses Medikamentes im Sinne der Compliancebeurteilung direkt ablesen. Eine ge-

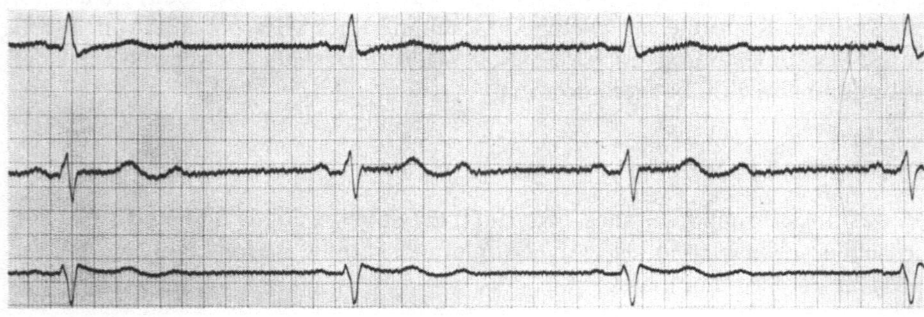

Abb. 95. AV-Leitungsstörung II. Grades (Mobitz II)

naue Ausmessung der doppelgipfligen T-Zacke in ihrem Abstand zu der vorausgehenden und nachfolgenden T-Zacke deckt unschwer die Unhaltbarkeit der Annahme einer AV-Leitungsstörung vom Typ Mobitz II auf. Hier folgt der abgeschlossenen T-Zacke eine isoliert ausgebildete P-Zacke in gleichbleibendem Intervall (Abb. 95).

Therapeutische Folgerung

Keine Indikation für die Implantation eines elektrischen Schrittmachers! Sofern subjektiv und objektiv eine extrasystolische Herzrhythmusstörung nicht mehr nachweisbar ist, Beendigung der Chinidintherapie. Das nach 1wöchiger Chinidinpause aufgenommene EKG (Abb. 94 rechts) läßt die Normalisierung der Erregungsrückbildungsphase eindrucksvoll erkennen.

11.10 Glykosidimprägnation

Frühere Anamnese

In der Jugend Paratyphus und Gelbsucht (infektiöse Hepatitis). 4 normale Geburten. Vor 9 Jahren Gallenblasenoperation wegen Gallensteinen. Anschließend Leberbeschwerden. Vor 2 Jahren gynäkologische Totaloperation. Damals erstmals hoher Blutdruck festgestellt. Seitdem wegen Hypertonie und Herzmuskelschädigung regelmäßige Glykosidtherapie mit Digoxin 0,1 mg 2mal tgl. 1 Tbl.

Jetzige Anamnese

Seit 2 Monaten ziehende Schmerzen in der linken Brustseite mit Ausstrahlung in den linken Arm und in die linke Schulter- sowie Rückenregion. Dabei keine Atembeschwerden, jedoch Angstgefühl. Gelegentlich Herzjagen und Schwindelanfälle. Wegen Verschlimmerung der Herzkrankheit seit 6 Wochen Erhöhung der Digoxindosis auf 2mal tgl. 0,2 mg. In den letzten 3 Wochen zunehmende Übelkeit und drückende Schmerzen in der Magengegend, Brechreiz mit wiederholtem Erbrechen von Magenschleim. Appetitlosigkeit. 4 kg Gewichtsabnahme, Schweißausbrüche, Nervosität, innere Unruhe mit Ein- und Durchschlafstörungen. Auffallende Pulsverlangsamung mit gelegentlichem Aussetzen des Pulsschlages und Herzstolpern. Völlegefühl durch Blähungen; öfter Durchfall. Seit 4 Wochen zunehmende Verschlechterung im EKG-Befund (ST – T) festgestellt. Deshalb zusätzliche Medikation mit Nitropräparaten und Kalziumantagonisten sowie β-Blockern.

Bisherige Fehlbeurteilung

Digitalisbedürftige Hypertonie mit Herzmuskelschädigung. Zunehmende Verschlechterungstendenz im EKG-Befund.
Gastroenteritische Beschwerden.

Wesentliche Befunde

- *Körperliche Untersuchung:* 52jährige Patientin in reduzierter Allgemeinverfassung. Größe 166 cm, Gewicht 58 kg. Matter, elender Gesichtsausdruck. Keine Zeichen einer Herzinsuffizienz. Während der Untersuchung wiederholt Brechreiz, 2mal auch Schleimerbrechen. Keine Leberhautzeichen.
- *Herzauskultation:* Herzaktion mit 52/min langsam, unregelmäßig durch vereinzelt eingestreute Extrasystolen. I. und II. Herzton normal. Keine pathologischen Extratöne oder Herzgeräusche. RR 150/90 mmHg, RP 52/min.
- *Lungenauskultation:* Normales Vesikuläratmen ohne Nebengeräusche.
- *Abdomen:* Geringe Druckempfindlichkeit im epigastrischen Winkel. Reizlose Narbe nach Cholezystektomie und gynäkologischer Totaloperation. Fingerkuppengroße epigastrische Hernie 2 QF oberhalb des Nabels ohne Druckempfindlichkeit.
- *Palpation:* Schulter- und Pektoralismuskulatur gespannt, verkrampft und ausgesprochen druckschmerzhaft.
- *Reflexe:* Normalverhalten.

Apparative Zusatzdiagnostik

- *Ruhe-EKG* (Abb. 96): Sinusrhythmus mit einigen monotopen ventrikulären Extrasystolen, weniger als 6/min. AV-Block I. Grades mit PQ = 0,40 s! Relative QT-Verkürzung auf 0,38 s. Schräg deszendierende ST-Senkung mit präterminaler T-Negativierung. Typische Glykosidimprägnation.

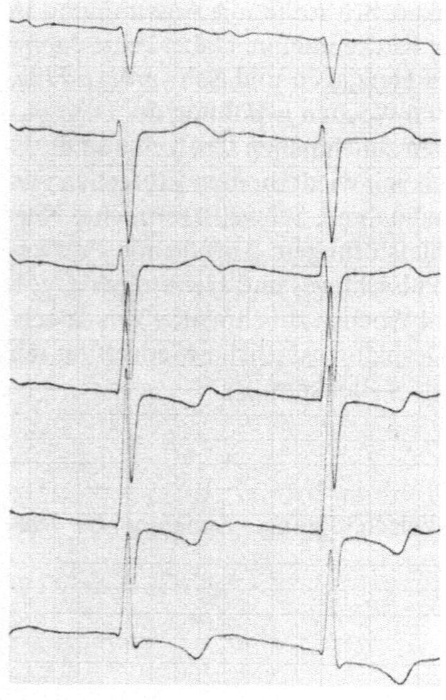

Abb. 96. EKG mit ausgeprägter Glykosidimprägnation in Abl. V_1–V_6

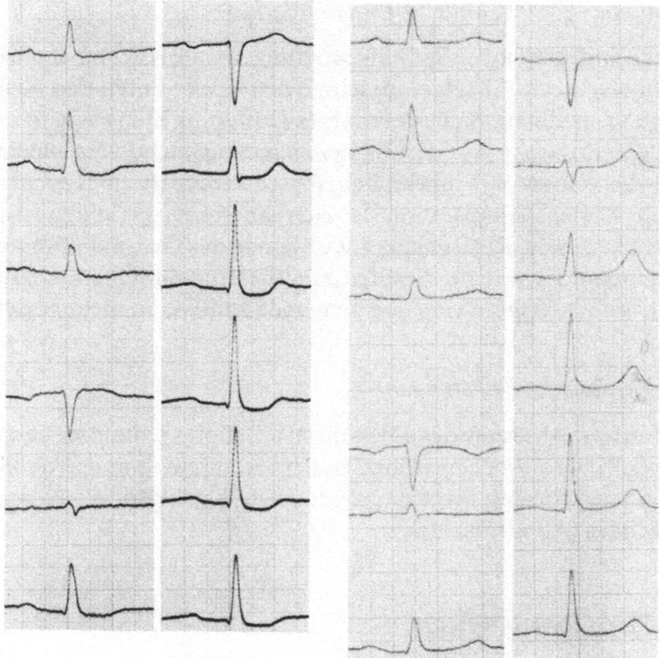

Abb. 97. Glykosidimprägnation im EKG. *Links:* Deutliche Imprägnationszeichen während Digoxinmedikation; *rechts:* Befundnormalisierung nach 2wöchiger Glykosidpause

- *Längsschnitt-EKG* (Abb. 97): Rückbildung der digitalisinduzierten Veränderungen in der EKG-Morphologie nach 2wöchiger Glykosidpause
- *Thoraxröntgenbild:* Lunge und Herz o. B., insbesondere auch keine Zeichen einer kardiogenen Lungenstauung oder eines hypertoniebedingten Umbaues der normalen Herzfigur.
- *HWS-Röntgenbild:* Typischer pathologischer Befund einer Spondylose C4–C6.
- *Endoskopische Untersuchung:* Bei der Magenspiegelung kein Anhalt für Gastritis oder Ulcus.
- *Labor:* Kalium 3,2 mval/l, Kreatinin 1,1 mg%, Cholesterin 298 mg%, Triglyzeride 224 mg%. Digoxin im Serum 2,9 ng (Normalwert 0,5–2,0 ng).

Korrigierte Diagnose

Pathologischer EKG-Befund einer ausgeprägten Glykosidimprägnation mit digitalogener AV-Leitungsstörung I. Grades.
Gelegentliche ventrikuläre Extrasystolen.
Gastroenteritische Beschwerden infolge Digitalisüberdosierung.
Kein Anhalt für einen organisch-pathologischen Herzbefund.
Extrakardiale Pseudostenokardien mit Schulter- und Pektoralismyalgien und Armneuralgie links bei vertebragenem Zervikalsyndrom.

Kritische Wertung (diagnostische Fallgrube)

Trotz eindrucksvoller Verlaufsänderungen im EKG und charakteristischer gastrointestinaler sowie Allgemeinbeschwerden wurde durch das Nicht-daran-Denken die Digitalismedikation mit überhöhter Dosierung hier – wie so oft – zur Fallgrube für die diagnostische Aufklärung des sich zunehmend verschlechternden Zustandsbildes der Patientin. Frühere Leberbeschwerden nach Hepatitis sowie der Zustand nach Gallensteinoperation lenkten überdies die diagnostischen Überlegungen leicht in falsche Richtung. Bei Würdigung des Gesamtbefundes sowie des normalen Herzbefundes war für eine Langzeittherapie mit einem Digitalispräparat ohnehin wohl von Anbeginn eine überzeugende Indikation nicht gegeben.

Therapeutische Folgerungen

Sofortiges Absetzen der Digitalismedikation, Kaliumsubstitution, evtl. Vomex A-Supp. Nach 2 Wochen völlige Beschwerdefreiheit und Wohlbefinden der Patientin „wie seit Monaten nicht mehr". Jetzt auch vollständige Normalisierung des EKG-Befundes (Abb. 97 rechts).

11.11 WPW-Syndrom

Frühere Anamnese

Die jetzt 42jährige Patientin leidet bereits seit längeren Jahren an gelegentlich auftretenden Rhythmusstörungen des Herzens, die in den letzten Monaten häufiger und mit längerer Dauer bis zu 2 h aufgetreten sind. Dabei beschleunigte Herzaktion mit dem Gefühl, als ob das rasende Herz bis zum Hals schlägt. Während dieser Attacken meist ausgesprochenes Angstgefühl. Kein Urin- oder Stuhldrang während der Anfälle. Nikotin- und Alkoholabstinenz. Neigung zu innerem Vibrieren und Nervosität mit zeitweiliger Blutdrucksteigerung bis 190/115 mmHg. Dauertherapie mit Herzglykosiden, zuletzt Taluvian 2mal tgl. ¼ mg.

Jetzige Anamnese

Wegen der Anfallshäufung in den letzten Monaten und der hausärztlichen Feststellung eines Rechtsschenkelblockes im EKG Einweisung zur Befundüberprüfung und Erstellung eines neuen Therapieplanes.

Bisherige Fehlbeurteilung

Rezidivierende rhythmogene Herzanfälle vom tachykarden Typ bei Rechtsschenkelblock und Myokardschaden (Kardiomyopathie?).

Wesentliche Befunde

–   *Körperliche Untersuchung:* Gesamteindruck, Aspekt und Verhaltensweise unauffällig. Größe 165 cm, Gewicht 65,2 kg. Kalte Füße. Keine kardiogenen

Dekompensationserscheinungen. Haut und Schleimhäute normal durchblutet. Pupillen: prompte Lichtreaktion. Zahnsanierungen. Rachenring reizlos. Tonsillen unauffällig. Nervenaustrittsstellen rechts supraorbital etwas druckempfindlich, am übrigen Kopf frei. Nasennebenhöhlen nicht klopfschmerzhaft. Nase gut luftdurchgängig, aber gelegentlich verstopft. Schilddrüse im Mittellappen unbedeutend vergrößert. Halswirbelsäule frei beweglich. Schulter- und Pektoralismuskulatur gespannt, verkrampft und druckschmerzhaft. Herz: Betonung des I. Herztons über S_1. Spätsystolisches Kreszendogeräusch ohne Klick. Herzrhythmus während der Untersuchung regelmäßig. Anamnestisch Neigung zu gelegentlichen paroxysmalen Tachykardien und Extrasystolen. $A_{II} = P_{II}$. Blutdruck im Liegen 190/115 mmHg.

- *Herzauskultation im Stehen:* Das spätsystolische Kreszendogeräusch jetzt nicht mehr nachweisbar.
- *Lungen:* Reines Vesikuläratmen ohne Nebengeräusche.

Abdomen: Weich und gut eindrückbar. Epigastrischer Winkel und Zwölffingerdarmpunkt ohne Druckschmerz. Leber und Milz nicht vergrößert. Keine kardiogene Leberstauung. Gallenblasengegend bei tiefer Inspiration frei. Kein auffallender Palpationsbefund im übrigen Abdomen.

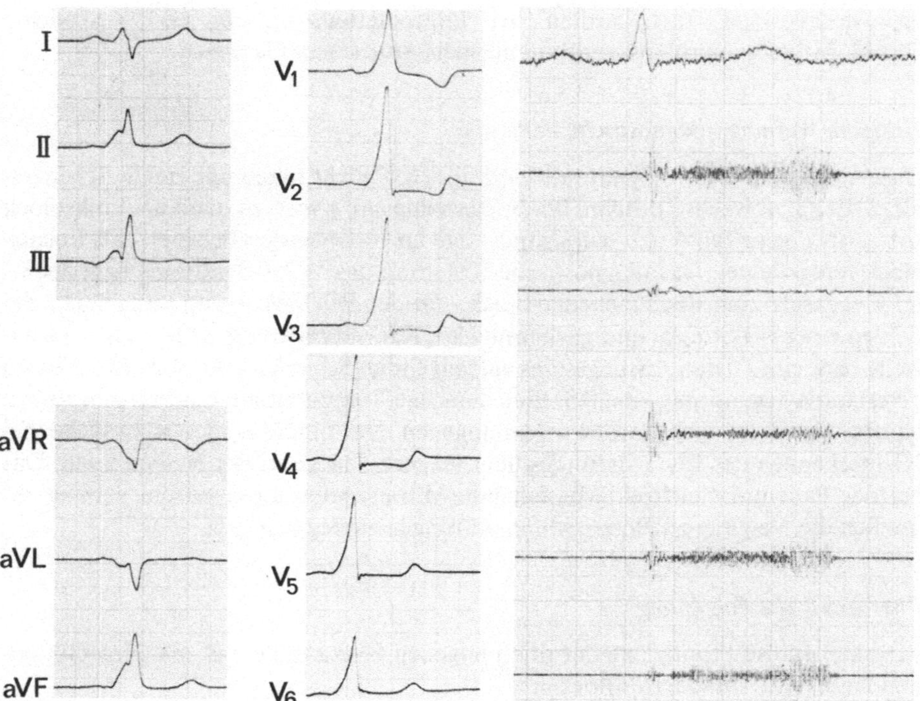

Abb. 98 (Links). EKG bei WPW-Syndrom Typ A

Abb. 99 (Rechts). Spätsystolisches Kreszendogeräusch bei Mitralsegelprolapssyndrom (Aufnahme im Liegen)

Lange Rückenmuskulatur und Nierenlager ohne Klopfschmerz. Keine Kreuzbeinlipome.

– *Extremitäten und Reflexe:* Kniegelenke frei beweglich ohne arthrotisches Knirschen. Normales Reflexverhalten. Romberg: Etwas Unsicherheit im Stehen. Kein Lidflattern. Kein Fingertremor.

Apparative Zusatzdiagnostik

– *Ruhe-EKG* (Abb. 98): Pathologischer Befund eines Präexzitationssyndroms vom Typ eines kompletten WPW-Syndroms (Typ A, sternalpositiv). Regelmäßiger Sinusrhythmus. Frequenz 77/min.
– *Herzschallaufnahme im Liegen* (Abb. 99): Spätsystolisches Kreszendogeräusch bei Mitralsegelprolapssyndrom ohne systolischen Klick.
– *Thoraxröntgenbild:* Herz und Lunge o. B. Keine Fehlerform am Herzen. Keine infiltrativen oder stauungsbedingten Lungenveränderungen.
– *Vitalographie:* Normalbefund mit VK = 3,6 l.
– *Laborbefunde:* Einschließlich der Schilddrüsentests im Normbereich.

Korrigierte Diagnose

Rezidivierende tachysystolische Herzrhythmusstörungen vom Typ paroxysmaler supraventrikulärer Tachykardien bei Präexzitationssyndrom (WPW-Syndrom Typ A). Mitralsegelprolapssyndrom mit spätsystolischem Geräusch.

Kritische Wertung (diagnostische Fallgrube)

Das Vollbild des WPW-Syndroms wird im EKG nicht selten mit einem Schenkelblock-EKG verwechselt. Beim Typ B (sternalnegativ) wird es dann als Linksblock (Abb. 100), beim Typ A (sternalpositiv) – wie im vorliegenden Beispiel – als Rechtsblock fehlgedeutet. Das diagnostische Kriterium des WPW-Syndroms liegt aber – im Gegensatz zum Rechtsschenkelblock – in der PQ-Verkürzung unter 0,11 s bei Fehlen einer PQ-Strecke und gleichzeitiger QRS-Verbreiterung infolge einer Deltawelle bzw. eines tiefen Anstieges des aufsteigenden Schenkels der R-Zacke. ST und T verlaufen gegensinnig zu QRS. Eine derartige Präexzitationssituation gibt zudem häufig Anlaß zu tachykarden rhythmogenen Herzanfällen, deren Ursache bei Nichterkennen des EKG-Befundes über längere Zeit ungeklärt bleiben kann. Das bei der Patientin gleichzeitig bestehende Mitralsegelprolapssyndrom vermag zusätzlich die Neigung zu Herzrhythmusstörungen zu begünstigen.

Therapeutische Folgerung

Medikamentöse Prophylaxe der rhythmogenen Herzanfälle z. B. mit Neo-Gilurytmal 2mal tgl. 1 Tbl. oder β-Blocker.

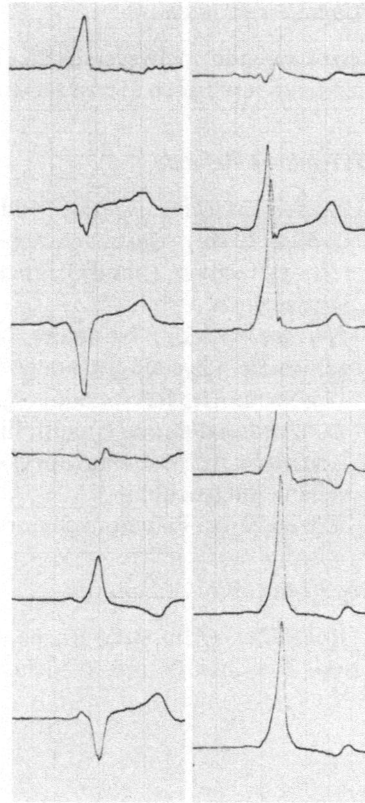

Abb. 100. EKG bei WPW-Syndrom Typ B

11.12 Mahaim-Syndrom

Frühere Anamnese

Schon in der Jugend traten bei dem jetzt 36jährigen Patienten in größeren zeitlichen Abständen anfallsweise Herzrhythmusstörungen auf mit kurzdauerndem Herzrasen, gelegentlich auch Herzstolpern. Dadurch keine nennenswerte Beeinträchtigung der körperlichen und beruflichen Leistungsfähigkeit als Kraftfahrer. 30 Zigaretten täglich.

Jetzige Anamnese

Vor 3 Wochen erstmals längerdauernder Anfall von Herzrasen, der erst durch Isoptininjektion i.v. nach 2 h unterbrochen werden konnte. Während und nach der Attacke ausgesprochenes Angst- und inneres Unruhegefühl. Blutdruck sei kaum meßbar gewesen. Ein später aufgenommenes EKG hätte wegen einer abnormen Q-Zacke den Verdacht auf einen abgelaufenen, inzwischen vernarbten Herzinfarkt ergeben. Auf Grund dieses Befundes wurde auch das Herzjagen als infarktbedingt erklärt und dem Patienten zum Berufswechsel geraten.

Bisherige Fehldiagnose

Rezidivierende tachysystolische Herzanfälle bei elektrokardiographischem Verdacht auf vernarbten Herzinfarkt mit Pardee-Q.

Wesentliche Befunde

- *Körperliche Untersuchung:* 36jähriger Patient. Übergewichtigkeit (Gewicht 87 kg, Größe 170 cm), sonst nach Aspekt und Verhaltensweise unauffällig. Nikotinspuren am rechten 2. und 3. Finger. Nikotinfötor. Keine kardialen Dekompensationszeichen.
- *Herzauskultation:* Normaler I. und II. Herzton. Keine pathologischen Herzgeräusche. Physiologisch-enge Spaltung des I. Herztons. Keine Arrhythmie. RR 145/95 mmHg, RP 76/min, regelmäßig.
- *Lungenauskultation:* Unauffälliger Befund.
- *Abdomen:* Adipöse Bauchdecken, dadurch bedingte Erschwerung der palpatorischen Untersuchung.
- *Extremitäten:* Palpatorisch normales Pulsverhalten.

Apparative Zusatzdiagnostik

- *Ruhe-EKG* (Abb. 101): Regelmäßiger Sinusrhythmus. Frequenz 78/min. Linkstyp. Zwischen P- und R-Zacke deutliche Ausbildung einer Deltawelle (keine Q-

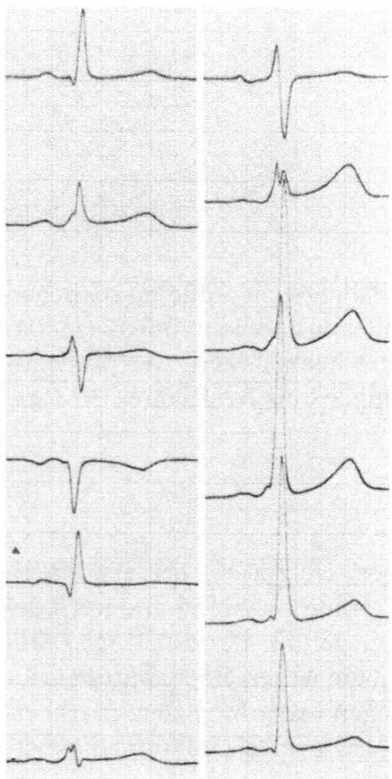

Abb. 101. EKG bei Präexzitationssyndrom vom Mahaim-Typ

Zacke!) in II, aVR, V_3–V_5. Sonst normaler Erregungsablauf, insbesondere auch normale PQ-Zeit von 0,15 s.
– *Thoraxröntgenbild:* Normalbefunde an Herz und Lunge.
– *Labor:* O.B.

Korrigierte Diagnose

Seit der Jugend rezidivierende tachysystolische Herzanfälle (paroxysmale supraventrikuläre Tachykardien) und gelegentliche Extrasystolie bei Präexzitationssyndrom vom Typ eines faszikuloventrikulären Traktes (Mahaim-Syndrom). Kein Anhalt für einen abgelaufenen (vernarbten) Herzinfarkt. Im EKG Deltawelle (kein Pardee-Q!).
Übergewichtigkeit, Nikotinabusus.

Kritische Wertung (diagnostische Fallgrube)

Die unzutreffend als Pardee-Q interpretierte Deltawelle bei Mahaim-Syndrom wird keineswegs selten zur diagnostischen Fallgrube mit der folgenschweren Fehlannahme eines vernarbten Herzinfarktes. Noch häufiger aber wird die abnorme P-Q-Morphologie übersehen. Die eigentliche Ursache rezidivierender tachykarder Herzanfälle wird so außer Betracht gelassen.
Unter dem Begriff der Präexzitationssyndrome werden heute mehrere unterschiedliche Varianten des WPW-Syndroms zusammengefaßt, das 1930 erstmals von Wolff, Parkinson und White beschrieben worden ist. Eine dieser Varianten bildet das Mahaim-Syndrom. Wichtigstes gemeinsames Kriterium dieses Präexzitationssyndroms ist eine vorzeitige Erregung von Teilen des ventrikulären Arbeitsmyokards oder bestimmter Teile des kardialen Erregungsleitungssystems über eine akzessorische Leitungsbahn. Bei der hier vorliegenden Mahaim-Form erfolgt diese über den faszikuloventrikulären Trakt der sog. Mahaim-Fasern. Sie repräsentieren akzessorische Bahnen mit beschleunigter Leitgeschwindigkeit zwischen HIS-Bündel oder proximalen Anteilen des spezifischen ventrikulären Erregungsleitungssystems einerseits und basisnahen Anteilen des ventrikulären Arbeitsmyokards andererseits. Überbrückt wird ausschließlich das distale spezifische ventrikuläre Leitungssystem unterhalb des AV-Knotens (Abb. 102).
Im EKG finden diese veränderten, d.h. beschleunigten Leitungsverhältnisse ihren morphologisch faß- und meßbaren Audruck in einer spezifisch-ventrikulären Präexzitation mit Deltawelle und verbreitertem QRS-Komplex bei normaler PQ-Zeit. Dabei bildet die Deltawelle als Ausdruck einer langsam ansteigenden Frühdepolarisation zu Beginn des QRS-Komplexes die Ursache der QRS-Verbreiterung. Gerade diese Deltawelle wird aber nicht selten als infarktbeweisendes Pardee-Q verkannt (vgl. Abb. 93).
Entgegen früheren Hypothesen werden diese akzessorischen Leitungsbahnen der Mahaim-Fasern heute nicht mehr als Hinweis auf eine organische Herzerkrankung vom Typ einer Myokarditis oder eines Herzinfarktes angesehen. Sie sind vielmehr als Residuen aus fetalen Entwicklungsperioden angeboren. Somit zählen die Präexzitationssyndrome zu den konnatalen Herzveränderungen. Dies erklärt die Erfahrungstatsache, daß die bei etwa der Hälfte der Patienten von der Anomalie ausgelö-

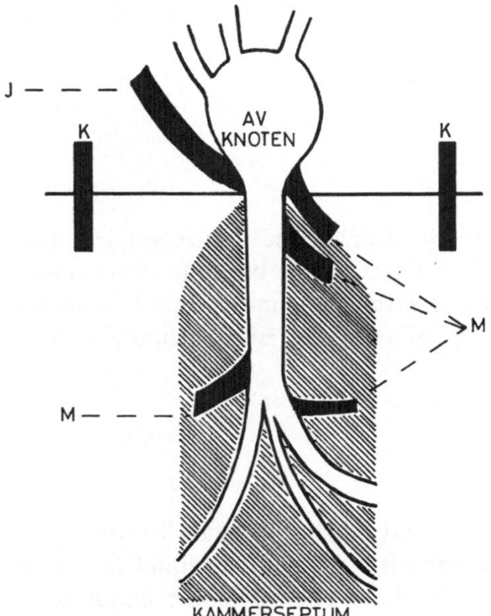

Abb. 102. Anatomisches Schema der Leitungsbahnen bei Präexzitation. *J,* James-Bündel; *M,* Mahaim-Bündel; *K,* Kent-Bündel

sten Arrhythmien sich vielfach bereits in der Kindheit und Jugend manifestieren. Häufigste Form derartiger rhythmogener Herzanfälle sind zum einen die paroxysmalen supraventrikulären Tachykardien mit kreisender Erregung, meist antegrad über den AV-Knoten und retrograd über das akzessorische Faserbündel, zum anderen anfallsweise auftretendes Flimmern oder Flattern der Vorhöfe.

Therapeutische Folgerungen

Für eine Therapie ergibt sich eine Indikation nur bei vorliegender Symptomatik mit subjektiven Beschwerden durch die rhythmogenen Herzstörungen oder bei dadurch gegebenem Risiko für einen plötzlichen Herztod infolge Kammerflimmerns. Behandlungsziel bildet in diesen Fällen eine Unterdrückung bzw. Prophylaxe tachykarder Herzrhythmusstörungen durch eine Verlängerung der Refraktärzeit der akzessorischen Bahnen.
Bei selten auftretenden Anfällen ist eine intermittierende Akuttherapie im Notfall angezeigt: Karotissinusmassage, Isoptin oder Dilzem i.v., Gilurytmal i.v., evtl. *β*-Blocker.
Zur Langzeitprophylaxe eignen sich die genannten antiarrhythmischen Medikamente, insbesondere Neo-Gilurytmal per os.
Bei medikamentöser Therapierefraktärität kommt bei Risikopatienten mit gehäuften Anfällen von womöglich akut-lebensbedrohendem Charakter als letzter Ausweg die operative Durchtrennung der akzessorischen Leitung in Betracht, sofern nicht ein antiarrhythmischer Schrittmacher erfolgreich angewendet werden kann.

11.13 Posttachykardiesyndrom

Frühere Anamnese

Der jetzt 55jährige Patient leidet seit etwa 30 Jahren an in größeren Zeitabständen von mehreren Monaten wiederkehrenden Anfällen von Herzrhythmusstörungen. Aus „heiterem Himmel" setzt dann eine für mehrere Stunden andauernde Herzbeschleunigung ein, die als Herzrasen empfunden wird und jeweils mit einem ausgesprochenen Angst- und Vernichtungsgefühl einhergeht. Seit jeher kein Nikotin oder Alkohol. Nach Unterbrechung der Anfälle häufig starke Ausscheidung eines wasserhellen Urins.

Jetzige Anamnese

Vor 3 Tagen erneuter Anfall eines derartigen Herzjagens. Dauer 13 h. Ein durch den Hausarzt 24 h nach Anfallsunterbrechung durch Isoptininjektion i.v. aufgezeichnetes EKG (Abb. 103 c) erregte den Verdacht auf Vorderwandinfarkt. Deshalb Einweisung in die kardiologische Intensivstation.

Bisherige Fehlbeurteilung

Vorderwandinfarkt des Herzens im Übergangsstadium nach vorangegangenem Anfallsrezidiv einer paroxysmalen supraventrikulären Tachykardie.

Wesentliche Befunde

- *Körperliche Untersuchung:* Nach Aspekt und Verhaltensweise unauffällig. Patient im 55. Lebensjahr. Keine kardialen Dekompensationszeichen. RR 150/ 90 mmHg, RP 72/min, regelmäßig.

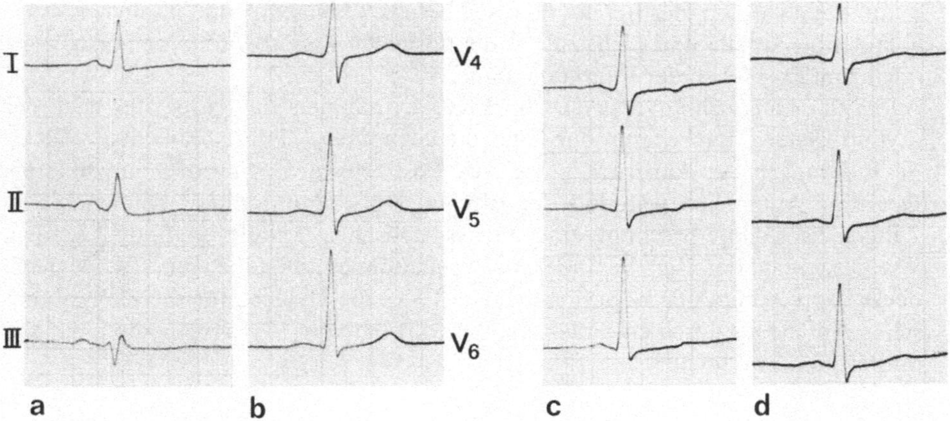

Abb. 103 a–d. EKG bei Posttachykardiesyndrom: *a, b* Vor Tachykardie, *c* 24 h nach mehrstündigem Tachykardieanfall, *d* 3 Tage nach dem Tachykardieanfall

- *Herzauskultation:* Auffallende Betonung des I. Herztons über S_1 und S_2. Keine pathologischen Extratöne. Keine Herzgeräusche. A_{II} gering akzentuiert. Keine Arrhythmie.
- *Lungenauskultation:* Unauffällig.
- *Abdomen:* Palpatorisch o. B.

Apparative Zusatzdiagnostik

- *Ruhe-EKG* (Abb. 103 d): Nur geringe Abflachung der T-Zacken über V_4–V_6. PQ-Verkürzung bei LGL-Syndrom.
- *EKG vor 2 Tagen* (Abb. 103 c): T-Negativierung über V_4–V_6.
- *EKG vor 1 Monat* (Abb. 103 a–b): Abnorme Verkürzung der Überleitungszeit PQ auf 0,11 s bei Fehlen einer PQ-Strecke. Präexzitationssyndrom vom LGL-Typ.
- *Thoraxröntgenbild:* Lunge und Herz o. B.
- *Laborbefunde:* sämtlich im Normbereich, insbesondere auch CPK, SGOT, HBDH und BSG.

Korrigierte Diagnose

Vorübergehend pathologischer EKG-Befund während der Erregungsrückbildung als Ausdruck eines Posttachykardiesyndroms nach paroxysmaler supraventrikulärer Tachykardie.
Präexzitationssyndrom vom Typ LGL als Erklärung für die seit 30 Jahren rezidivierenden Anfälle von Herzjagen.
Kein Anhalt für einen frischen oder vernarbten Vorderwandinfarkt.

Kritische Wertung (diagnostische Fallgrube)

Die Veränderungen des EKG über V_4–V_6 24 h nach dem rhythmogenen Herzanfall für sich allein betrachtet lassen in der Tat an die Möglichkeit eines abgelaufenen Vorderwandinfarktes denken. Das Fehlen entsprechender anamnestischer Hinweise auf Stenokardien, der Bericht über seit bereits 3 Jahrzehnten in ähnlicher Weise ablaufende Anfälle und nicht zuletzt die normalen Laborbefunde berechtigen jedoch zum Zweifel an der Infarktannahme.
Allein der Längsschnittvergleich von EKG-Aufnahmen vor und später nach der rhythmogenen Attacke ist in der Lage, die genannten – infarktähnlichen – EKG-Veränderungen als Ausdruck eines sog. Posttachykardiesyndroms aufzuklären. Derartige Anomalien während der Erregungsrückbildungsphase können bis zu 7 Tagen nach Unterbrechung eines tachysystolischen Anfalles gefunden werden. Wie ausgeprägt derartige Veränderungen sein können, zeigt die Abb. 104. Zugleich deckt das vor der Attacke aufgezeichnete EKG die Ursache für die tachysystolischen Anfälle als durch ein Präexzitationssyndrom vom LGL-Typ bedingt auf wie im Beispiel der Abb. 103.

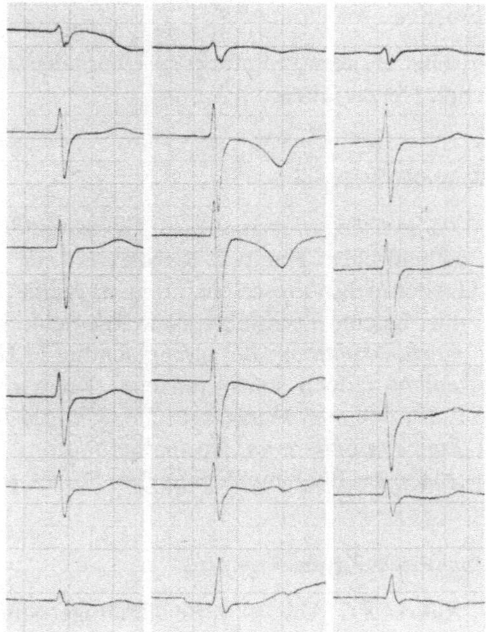

Abb. 104. EKG bei
Posttachykardiesyndrom. *Links:* Vor
Tachykardie; *Mitte:* 1 Tag nach
Tachykardieanfall; *rechts:* 4 Tage
nach Anfall

Therapeutische Folgerungen

Stationäre Behandlung entbehrlich. Abwarten der weiteren spontanen Normalisierung des EKG-Befundes. Evtl. Anfallsprophylaxe durch Neo-Gilurytmal: 2mal
1 Tbl. oder β-Blocker (Dociton 40: 3mal ½ Tbl.).

11.14 Mitralklappenprolapssyndrom

Frühere Anamnese

Bei der jetzt 44jährigen Patientin traten bereits seit etwa 20 Jahren Anfälle von
Herzrhythmusstörungen auf, die als Herzstolpern und auch als Herzjagen mit
schneller, aber regelmäßiger Herzaktion geschildert werden. Während dieser Herzanfälle Angstgefühl, Schwindel und Schwächeempfindung.

Jetzige Anamnese

Erhebliche Zunahme der rhythmogenen Herzanfälle in den letzten 2 Jahren sowohl
an Häufigkeit wie an Dauer. Jetzt auch wiederholt Stiche in der Herzgegend während und im Anschluß an derartige Attacken. Erstmals pathologischer EKG-
Befund mit Verdacht auf Herzinfarkt in einem heute im Anschluß an eine rhythmogene Herzattacke aufgenommenen EKG. Deshalb stationäre Notfalleinweisung.

Bisherige Fehlbeurteilung

Frischer Hinterwandinfarkt im Übergangsstadium bei rezidivierenden tachysystolischen Herzanfällen.

Wesentliche Befunde

- *Körperliche Untersuchung:* Gesamteindruck, Aspekt unauffällig. Leptosomasthenischer Habitus. Größe 174 cm, Gewicht 64 kg. Keine kardiogenen Dekompensationserscheinungen. Keine Koronar- oder Herzinfarktphysiognomie. Leichte Trichterbrustbildung. Senk-Spreiz-Fuß beiderseits.
- *Herzauskultation:* Bei Untersuchung in Horizontallage unauffällig. In Linksseitenlage jedoch spätsystolisches Kreszendogeräusch (Abb. 106). Diastole ohne Extratöne oder Herzgeräusche. RR 115/70 mmHg, RP 84/min, regelmäßig.
- *Lungenauskultation:* Normalbefund.
- *Abdomen:* Bei Untersuchung im Stehen palpable Senkniere rechts.

Apparative Zusatzdiagnostik

- *Ruhe-EKG* (Abb. 105): Regelmäßiger Sinusrhythmus. Frequenz 95/min. Indifferenztyp. Pathologische ST-Elevation in II, III und aVF sowie V_4–V_6. T-Negativierung in II, III und aVF.

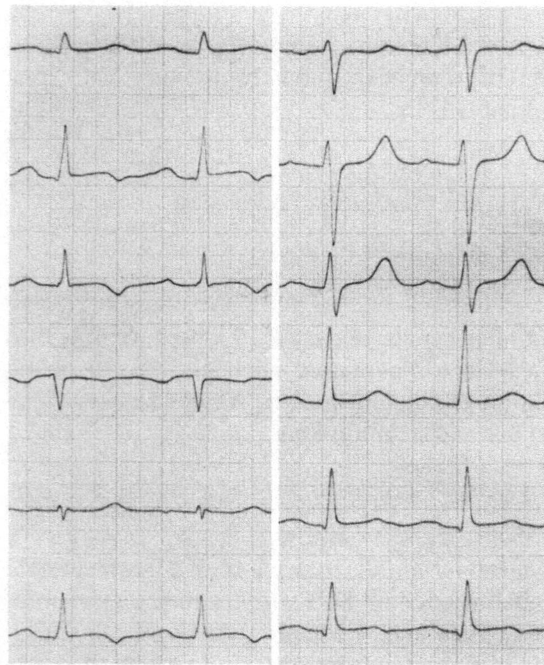

Abb. 105. Pathologischer EKG-Befund bei Mitralklappenprolapssyndrom

– *Herzschallaufnahme* (Abb. 106) über S_1 in Linksseitenlage: Konstantes hochfrequentes spätsystolisches Kreszendogeräusch. Enge Spaltung des I. Herztons, Diastole frei. Geräuschbefund wie bei Mitralsegelprolapssyndrom (funktionelle Mitralinsuffizienz Typ III).
– *Echokardiogramm:* Pathologischer Befund eines Mitralsegelprolaps mit charakteristischem Bewegungsmuster an beiden Mitralsegeln vom „Hängemattentyp" während der Systole.
– *Thoraxröntgenbild:* Herz und Lunge o. B. Mittelständiges Herz mit eher schmaler Herzfigur bei steilgestellter Herzachse.
– *Laborbefunde:* O. B., insbesondere Normalwerte für CK, CK-MB, HBDH, LDH, BSG, Leukozyten.

Korrigierte Diagnose

Mitralsegelprolapssyndrom (Barlow-Syndrom) mit pathologischem EKG-Befund und anamnestisch seit etwa 20 Jahren rezidivierenden tachysystolischen Herzanfällen.
Blutdruckhypotonie und Nephroptose rechts bei leptosom-asthenischem Konstitutionstyp.

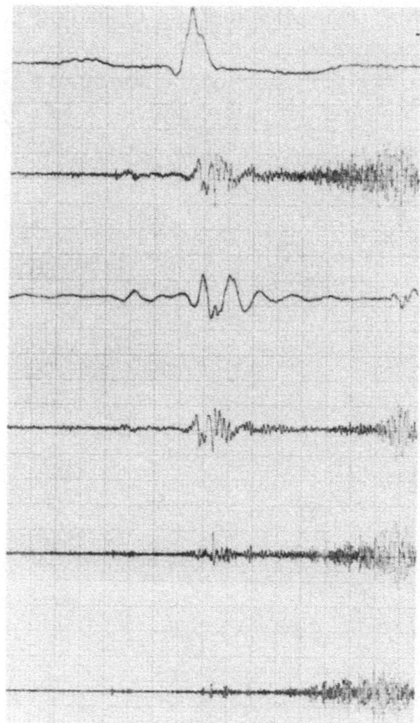

Abb. 106. PKG bei
Mitralklappenprolapssyndrom mit
spätsystolischem Geräusch von
Kreszendocharakter

Kritische Wertung (diagnostische Fallgrube)

Der Mitralklappenprolaps ist wahrscheinlich die häufigste Herzklappenanomalie überhaupt. Zugleich zählt sie zu den diagnostisch am häufigsten verfehlten Befunden und wird damit für die tägliche kardiologische Diagnostik zu einer Fallgrube von besonders großer und aktueller Bedeutung.

Bei etwa ⅓ der Patienten finden sich – wie auch in unserem Beispiel – pathologische Abweichungen im EKG beim Verlauf der ST-Strecken mit Elevation oder Senkung, sowie in der Morphologie der T-Zacken, gelegentlich auch QT-Verlängerungen. Ihre Abgrenzung gegenüber ischämie- oder infarktbedingten Veränderungen infolge koronarer Herzkrankheit ist allein aus dem EKG nicht sicher möglich.

Die diagnostische Fallgrube für den auskultatorischen Nachweis des Klicksyndroms liegt in der häufigen Inkonstanz des systolischen Extratones ebenso wie des spätsystolischen Geräusches, die oft nur durch einen Trick („Klick mit Trick") erkennbar werden: Seitenlage, Aufsetzen oder Aufstehen der Patienten, In- und Exspiration u. a. Das führte auch in dem vorliegenden Beispiel zur richtigen Diagnosefindung. Die Anamnese mit seit Jahren rezidivierenden rhythmogenen Herzanfällen in Synopsis mit dem hypoton-asthenischen Habitus sollte stets an ein Barlow-Syndrom als Ursache denken lassen, wobei die uncharakteristischen EKG-Veränderungen ohne klinische Infarktbestätigung diese Überlegung nur noch unterstützen.

Therapeutische Folgerungen

Stationäre Behandlung nicht notwendig. *β*-Blocker-Therapie zur Arrhythmieprophylaxe.

Unter der einmaligen Gabe eines *β*-Blockers („Docitontest") häufig rasche Normalisierung der pathologischen EKG-Veränderungen.

12 Röntgen

Querlage des Herzens

Frühere Anamnese

Mütterlicherseits Neigung zu Übergewichtigkeit. Auch 2 von 5 Geschwistern haben Übergewicht. Vor 10 Jahren interkurrente Nierenbeckenentzündung. Keine sonstigen Erkrankungen. Insbesondere auch stets normales Blutdruckverhalten. Seit 15 Jahren Übergewichtigkeit ohne subjektive Beschwerden, aber auch ohne erfolgreiche Abmagerungskuren.

Jetzige Anamnese

Bei einer Routineröntgenaufnahme des Thorax nach einer fieberhaften Grippe wurde bei dem jetzt 46jährigen Patienten eine „Herzerweiterung mit den Zeichen eines typischen Hochdruckherzens" festgestellt mit der Empfehlung zu weitergehender diagnostischer Abklärung. Keine Herzbeschwerden. Normale körperliche und berufliche Leistungsfähigkeit als Metzger im eigenen Geschäft. In der letzten Zeit gelegentliche Kniegelenksschmerzen beiderseits bei Aufstehen nach längerem Sitzen.

Bisherige Fehlbeurteilung

„Herzerweiterung" (Dilatation des linken Ventrikels) auf der Routineröntgenaufnahme mit Annahme eines „typischen Hochdruckherzens".

Wesentliche Befunde

- *Körperliche Untersuchung:* Frisches Aussehen, Übergewichtigkeit (Gewicht 96 kg, Größe 172 cm). Kniegelenksarthrose beiderseits. RR 140/85 mmHg, RP 76/min, regelmäßig.
- *Herzauskultation:* Abschwächung beider Herztöne infolge reichlicher Weichteilentwicklung an der Thoraxwand. Keine pathologischen Akzentuationen oder Herzgeräusche. Keine Extratöne. Keine Arrhythmie. Keine Dekompensationszeichen.

Apparative Zusatzdiagnostik

- *Ruhe-EKG* (Abb. 107): Normalbefund mit durch Respiration veränderlichem Linkspositionstyp. Keine organpathologischen Veränderungen.

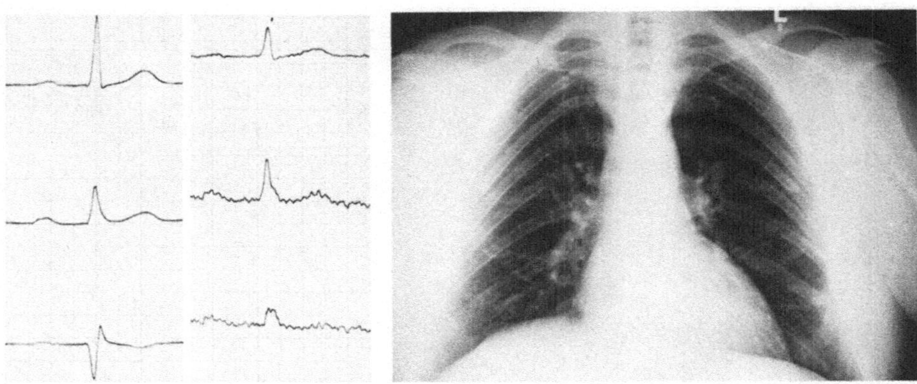

Abb. 107 (Links). EKG mit Linkspositionstyp bei Querlage des Herzens. *Links:* Exspiration; *rechts:* Inspiration

Abb. 108 (Rechts). Röntgenbefund bei Querlage des Herzens mit epikardialem Fettbürzel. (Aufnahme: Chefarzt Dr. R. Kratz, Kreiskrankenhaus Bad Soden/Ts.)

- *Vitalographie:* Normalbefund (VK 3,9 1).
- *Röntgendurchleuchtung und Aufnahme des Thorax:* Pseudoherzverbreiterung infolge Querlage des Herzens bei Zwerchfellhochstand im Rahmen einer allgemeinen Adipositas. Keine Zeichen einer kardiogenen Lungenstauung. Während der *Durchleuchtung* typische inspiratorische Aufrichtung der bei Exspiration dem Zwerchfell breit aufliegenden Herzfigur. Die *Röntgenaufnahme* zeigt zusätzlich einen epikardialen Fettbürzel, der eine dilatatorische „Ausziehung" der Herzspitzenkontur vortäuscht (vgl. Abb. 108).

Korrigierte Diagnose

Adipositasbedingte Querlage des Herzens mit Schwarzschem epikardialem Fettbürzel ohne Anhalt für die Erweiterung eines umschriebenen Herzabschnittes und ohne Zeichen einer kardiogenen Lungenstauung. Im Rahmen der Adipositas normaler Herzbefund.

Kritische Wertung (diagnostische Fallgrube)

Vorschnelle und ungerechtfertigte Verunsicherung des Patienten durch Annahme einer pathologischen Konfigurationsänderung mit „Erweiterung" des Herzens allein auf Grund einer einmaligen Röntgenaufnahme des Thorax ohne zusätzliche Durchleuchtungsuntersuchung. Fehlinterpretation der durch Adipositas bewirkten Querlage als Herzverbreiterung und des epikardialen Fettbürzels als Dilatationszeichen des linken Ventrikels. Nichtbeachtung des auch im Funktions-EKG mittels Ex- und Inspiration eindeutig nachweisbaren Linkspositionstyps bei Zwerchfellhochstand infolge Übergewichtigkeit familiär-konstituioneller Genese. Organisch normaler Herzbefund ohne Grund für eine Verunsicherung des Patienten.

Therapeutische Folgerung

Keine Indikation für eine zusätzliche apparativ-aufwendige Herzdiagnostik. Empfehlung einer Gewichtsreduktion, z. B. mit Modifast („Ulmer Trunk") o. a. diätetische Maßnahmen, die allerdings angesichts der Anamnese und der familiär-konstitutionellen Bedingtheit keine allzu großen Erfolgsaussichten erwarten lassen: „Auch die strengste Diät verwandelt nicht einen Bernhardiner in einen Windhund."

13 Das scheinbar gesunde Herz

13.1 „Gesundes Aussehen" bei Mitralstenose

Frühere Anamnese

Schon seit über 15 Jahren leidet die jetzt 38jährige Patientin an Luftmangel bei größeren körperlichen Anstrengungen sowie an Herzklopfen, beschleunigter Herztätigkeit und gelegentlichem Herzstolpern. Wegen des frischen gesunden Aussehens mit roten Wangen wurden diese Beschwerden von der Familie immer wieder bagatellisiert.

Jetzige Anamnese

Mehrfach im letzten Jahr aufgetretene Herzrhythmusstörungen und zunehmende Kurzatmigkeit, jetzt schon bei längerem Treppensteigen, gaben die Veranlassung zu einer kardiologischen Untersuchung bei der scheinbar gesunden Patientin mit „blühendem" Aussehen.

Bisherige Fehlbeurteilung

Funktionell-vegetativ bedingte Herzbeschwerden bei organisch normalem Herzbefund.

Wesentliche Befunde

- *Körperliche Untersuchung:* 38jährige Patientin mit auffallend frischer Wangenröte, auf die Jochbeingegend beschränkt (Abb. 109). Keine Lippenzyanose, keine Ruhedyspnoe, keine sonstigen kardialen Dekompensationszeichen. RR 130/85 mmHg, RP 80/min, regelmäßig. Mäßige Übergewichtigkeit (Größe 168 cm, Gewicht 75 kg).
- *Herzauskultation:* Bei Untersuchung in Ruhe verstärkter I. Herzton über S_1. Keine pathologischen Herzgeräusche oder Extratöne. Keine Arrhythmie. Bei Untersuchung nach Belastung mit 15 Rumpfbeugen (Abb. 110) kurzes präsystolisches Kreszendogeräusch mit kontinuierlichem Übergang in einen paukenden I. Herzton. Dem II. Herzton folgt in größerem Abstand ein als Mitralöffnungston imponierender protodiastolischer Extraton.
- *Lungenauskultation:* Normalbefund.
- *Abdomen:* O. B., insbesondere keine pathologische Leberstauung.

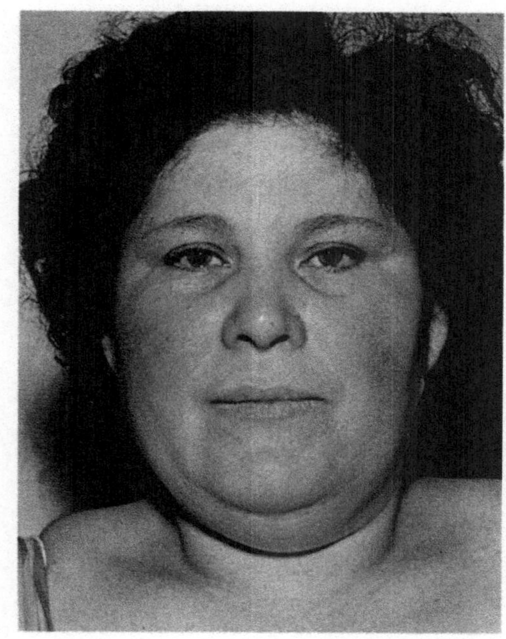

Abb. 109. Mitralgesicht bei Mitralstenose

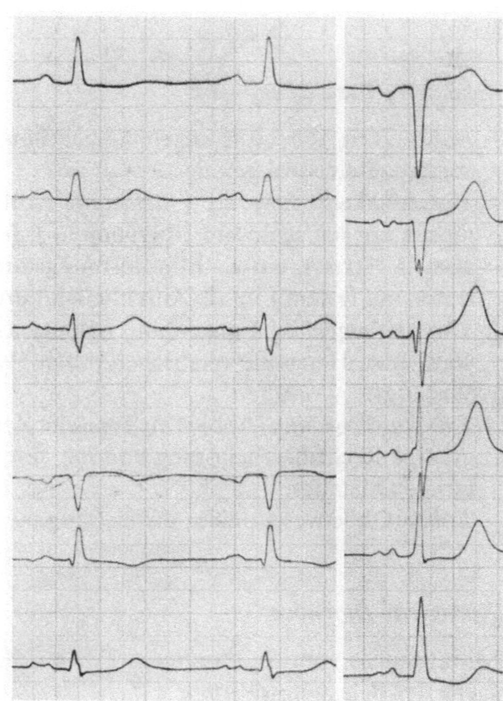

Abb. 110. EKG bei Mitralstenose
mit P-sinistrokardiale („mitrale")

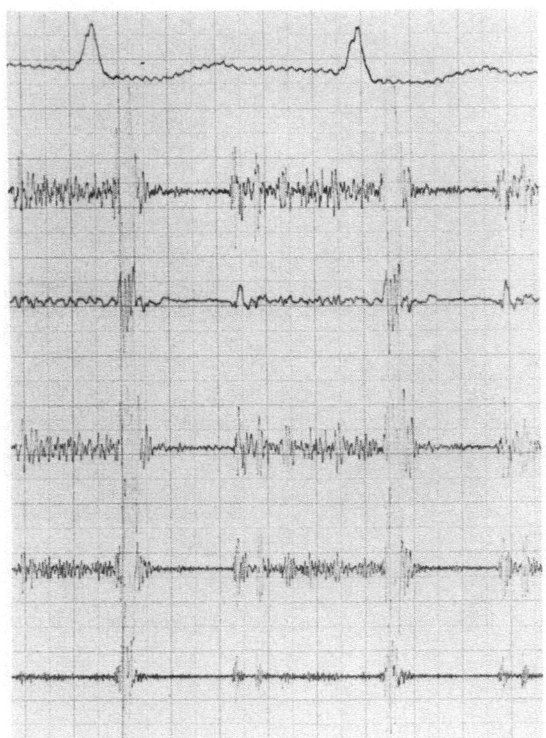

Abb.111. PKG bei stummer
Mitralstenose sofort nach Belastung

Apparative Zusatzdiagnostik

- *Ruhe-EKG* (Abb.110): Regelmäßiger Sinusrhythmus, Frequenz 82/min. Indifferenztyp. P-sinistrokardiale.
- *Herzschallaufnahme nach Belastung* (Abb.111): Präsystolisches Kreszendogeräusch mit pausenlosem Übergang in I.Ton von großer. Amplitude. 0,14 s nach dem II. Herzton ein als Mitralöffnungston zu deutender protodiastolischer Extraton mit festem Einfall. Anschließend protodiastolisches Intervallgeräusch.
- *Thoraxröntgenbild:* Lungenhilus beiderseits symmetrisch, in der Gefäßzeichnung verdichtet. Herztaille verstrichen durch Hypertrophie und Dilatation des linken Vorhofes.
- *Echokardiogramm* (Abb.112): Typische Zeichen einer Mitralstenose ohne höhergradige Rechtsherzbelastung und mit einer IVS-Dyskinesie. Mittelgradige linksatriale Dilatation.
- *Labor:* Ohne wesentliche Abweichung von den Normalwerten.

Korrigierte Diagnose

Mitralstenose vom sog. stummen Typ mit Belastungsinsuffizienz als kardialer Ursache der Belastungsdyspnoe.

Abb. 112. Echokardiogramm bei Mitralstenose

Mitralphysiognomie.
Übergewichtigkeit.

Kritische Wertung (diagnostische Fallgrube)

Irreführend waren die scheinbar so gesunde Gesichtsfarbe und die in Ruhe bis auf einen verstärkten Herzton normale Auskultation des Herzens. Eine derartige Konstellation führt immer wieder zu dem Übersehen einer dennoch organischen Herzerkrankung vom Typ einer stummen Mitralstenose als Ursache der Leistungseinschränkung durch die charakteristische Belastungsdyspnoe. Der auffallend verstärkte I. Herzton muß Veranlassung geben zu einer Funktionsherzauskultation unmittelbar nach Belastung. Sie führt zu der Aufdeckung des präsystolischen Kreszendogeräusches und des Mitralöffnungstones als pathognomonischem Auskultationsbefund bei Mitralstenose. Röntgen- und EKG-Untersuchung bestätigen das Vorliegen dieses Herzklappendefektes.

Therapeutische Folgerung

Indikationsüberprüfung zu einem künstlichen Mitralklappenersatz.

13.2 Kardiomyopathie im Jugendalter

Frühere Anamnese

Der jetzt 19jährige und in Brasilien lebende Patient machte im 2. Lebensjahr 2mal eine tropische Ruhr durch. Außerdem als Kleinkind Masern, Mumps und Windpocken. Seit 1 Jahr Kopfschmerzen infolge rezidivierender Stirnhöhlenentzündung beiderseits. Erfolgreicher Leistungssportler (3000-m-Lauf, Fußball).

Jetzige Anamnese

Vor 2 Jahren bei intensivem Sporttraining erstmals Auftreten von Beklemmungsgefühl in der Brust mit stechenden Schmerzen linksthorakal und starkem Herzklopfen mit Luftnot, danach starke Müdigkeit. 1 Woche später bei einem Fußballspiel wieder völlig beschwerdefrei, ebenso beim Skilauf in Österreich vor 1 Monat. Aus einem vor ½ Jahr zuhause aufgenommenen EKG wurde rückblickend die vor 2 Jahren beim Sporttraining akut und einmalig aufgetretene Herzattacke als inzwischen vernarbter „juveniler" Vorderwandinfarkt gedeutet.

Patient kommt jetzt zur Überprüfung dieser für einen 19jährigen gewiß folgenschweren Diagnose und zur Beurteilung seiner weiteren sportlichen Einsatzfähigkeit, an der ihm als Landessieger sehr gelegen ist. Zur Zeit besteht subjektiv völlige Beschwerdefreiheit. Kein Nikotin, ½ Flasche Bier täglich.

Bisherige Fehlbeurteilung

Vernarbter Vorderwandinfarkt bei einem 19jährigen Hochleistungssportler mit angenommenem Infarktereignis vor 2 Jahren.

Wesentliche Befunde

- *Körperliche Untersuchung:* 19jähriger Patient. Gesamteindruck, Aspekt und Verhaltensweise unauffällig. Kräftiger muskulärer Konstitutionstyp. Größe 182 cm, Gewicht 76 kg. Keine kardiogenen Dekompensationserscheinungen. RR 120/60 mmHg, RP 52/min, regelmäßig.
- *Herzauskultation:* Herztöne mittellaut. Keine pathologischen Extratöne. A_{II} = P_{II}. Herzrhythmus regelmäßig. Über S_3 an umschriebener Stelle ein leises (2/6) mesosystolisches Herzgeräusch vom Typ eines Austreibungsgeräusches mit Fortleitung in beide Karotiden.
- *Lunge:* Auskultatorisch o. B.
- *Abdomen:* O. B., insbesondere keine palpable Lebervergrößerung.

Apparative Zusatzdiagnostik

- *Ruhe-EKG* (Abb. 113): Regelmäßiger Sinusrhythmus. Frequenz 53/min. Hochvoltage. Ausgeprägte pathologische Veränderungen während der Erregungsrückbildungsphase.
- *Belastungs-EKG:* Im Vergleich zum Ruhe-EKG keine zusätzlichen Gesichtspunkte.

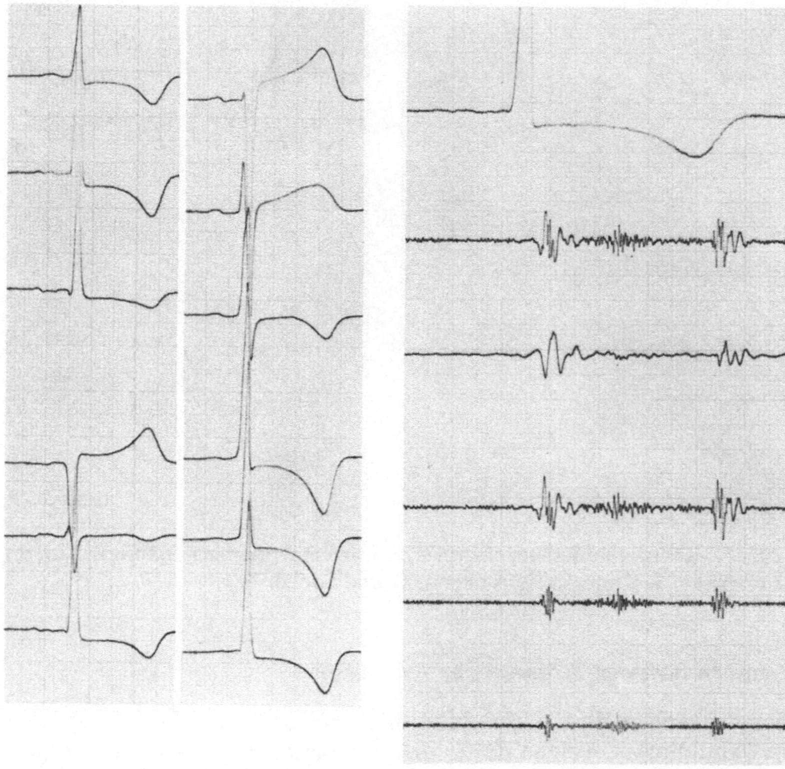

Abb. 113 (Links). EKG-Befund bei obstruktiver Kardiomyopathie (19jähriger Patient)

Abb. 114 (Rechts). PKG bei Kardiomyopathie

- *Herzschallaufnahme über* S_3 (Abb. 114): Normale Ausbildung des I. und II. Herztons. Während der Diastole keine pathologischen Geräusche oder Extratöne. Vorverlagerung des II. Herztons in die T-Zacke im Sinne eines Hegglin-Syndroms. Befund eines mesosystolischen Austreibungsgeräusches bei subvalvulärer Aortenstenose.
- *Thoraxröntgenbild:* (Abb. 115): Lunge o. B., ohne infiltrative oder stauungsbedingte Veränderungen. Breitbasig aufliegendes Herz mit Zeichen einer Hypertrophie des linken Ventrikels. HQ 17,5:15.
- *Echokardiogramm:* Pathologischer Befund einer asymmetrischen Hypertrophie des Kammerseptums.
- *Laborbefunde:* O. B.

Korrigierte Diagnose

Idiopathisch-angeborene Form einer Kardiomyopathie vom exzentrisch-obstruktiven Typ (IHSS) mit echokardiographischem Nachweis einer asymmetrischen Hypertrophie des Kammerseptums.
Für einen Herzinfarkt kein Anhalt.

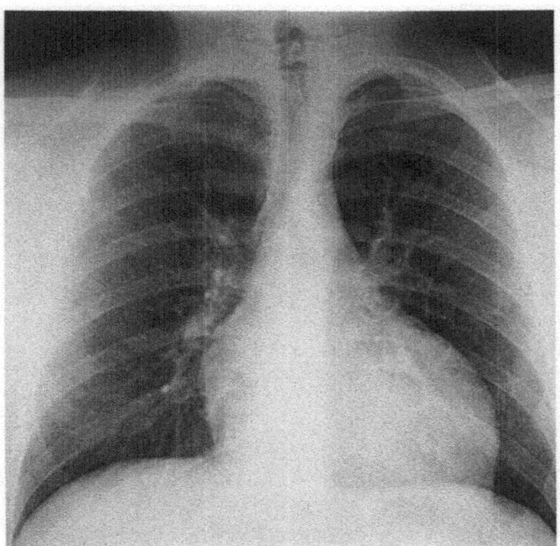

Abb. 115. Röntgenbefund bei obstruktiver Kardiomyopathie (19jähriger Patient). (Aufnahme: Chefarzt Dr. R. Kratz, Kreiskrankenhaus Bad Soden/Ts.)

Kritische Wertung (diagnostische Fallgrube)

Der auffallende EKG-Befund führte als Fallgrube auf die Fehlannahme eines Vorderwandinfarkts, welche durch die anamnestisch vor 2 Jahren aufgetretene Herzattacke während eines intensiven Sporttrainings scheinbar gestützt wurde. Das jugendliche Alter des Patienten, das Fehlen typischer stenokardischer Beschwerden, der Geräuschbefund mit Fortleitung in die Halsarterien, die röntgenologische Konfigurationsänderung des Herzens sowie die weitergehende EKG-Analyse mit Nachweis eines Hegglin-Syndroms legen den Verdacht auf eine Kardiomyopathie mit subvalvulärer Aortenstenose nahe, der schließlich auch im ECG seine schlüssige Bestätigung erfahren hat.

Therapeutische Folgerungen

Keine Koronartherapie, v. a. auch keine Herzglykoside, die streng kontraindiziert sind wegen ihrer ungünstigen Wirkung auf die Hypertrophie des Kammerseptums. Vielmehr β-Blocker, z. B. Trasicor: 2mal tgl. 160 mg.
Kein Wettkampf- oder Leistungssport. Allenfalls mildes Körpertraining. Alkohol meiden.

13.3 Postdiphtherische Kardiomyopathie

Frühere Anamnese

Als Kind Masern, Keuchhusten, Windpocken. Mit 6 Jahren Rachendiphtherie. Tonsillektomie mit 24 Jahren. 19jährig „Zusammenbruch" nach Skifahren. Später jahrelang Leistungssport (Rudern) ohne Probleme. Vor 3 Jahren erstmals „Myokardschaden" mit Verdacht auf stumm abgelaufenen Herzinfarkt festgestellt.

Jetzige Anamnese

Bei Aufregungen stellt sich bei dem jetzt 42jährigen Zahnarzt leichtes Stechen in der Herzgegend ein. In den letzten 7 Monaten mit zunehmender Häufigkeit Stolperschläge, Überschlagen und Aussetzer am Herzen beobachtet, ähnlich wie Fehlzündungen bei einem Motor. Dadurch subjektive Beeinträchtigung in Form von Unruhe- und Angstempfindungen. Gelegentlich bei psychischen und körperlichen Belastungen „Verspannungen" in der Brustmitte. Neigung zu Völlegefühl im Leib und Blähungen bei geregeltem Stuhlgang. Früher Neigung zu Bluthochdruck mit Werten bis 180/100 mmHg, jetzt normale Blutdruckwerte. Innerlich nervös und kribbelig mit berufsbezogenen Ein- und Durchschlafstörungen.

Bisherige Fehlbeurteilung

Extrasystolische Herzrhythmusstörung bei „Myokardschaden" mit Verdacht auf vernarbten Hinterwandinfarkt des Herzens.

Wesentliche Befunde

- *Körperliche Untersuchung:* 42jähriger Patient ohne Auffälligkeiten im Gesamteindruck, Aspekt und Verhalten. Keine kardiogenen Dekompensationserscheinungen. RP 72/min mit zahlreichen Extrasystolen, mehr als 6 min. Im Liegen RR 140/80 mmHg.
- *Herzauskultation:* Durch Extrasystolen unregelmäßiger Herzrhythmus. Beide Herztöne normal vorhanden und mittellaut. Keine Extratöne oder Herzgeräusche. $A_{II} = P_{II}$.
- *Lunge:* Perkutorisch und auskultatorisch unauffällig.
- *Leber:* Nicht pathologisch vergrößert.

Apparative Zusatzdiagnostik

- *Ruhe-EKG* in 12 Ableitungen (Abb. 116): Sinusrhythmus, Frequenz etwa 64/min. Zahlreiche monotope ventrikuläre Extrasystolen mit kompensierender postextrasystolischer Pause. Linksanteriorer Hemiblock. Kein Hinweis auf vernarbten Herzinfarkt.
- *Belastungs-EKG* mit 5 min Radfahren bei 100 W: Fortbestehen eines jetzt regelmäßigen Sinusrhythmus ohne Extrasystolen. Linksanteriorer Hemiblock unverändert.
- *Thoraxröntgenbild:* Lunge ohne stauungsbedingte oder infiltrative Veränderungen. Herz nach Lage, Größe und Form altersentsprechend unauffällig (Abb. 117).

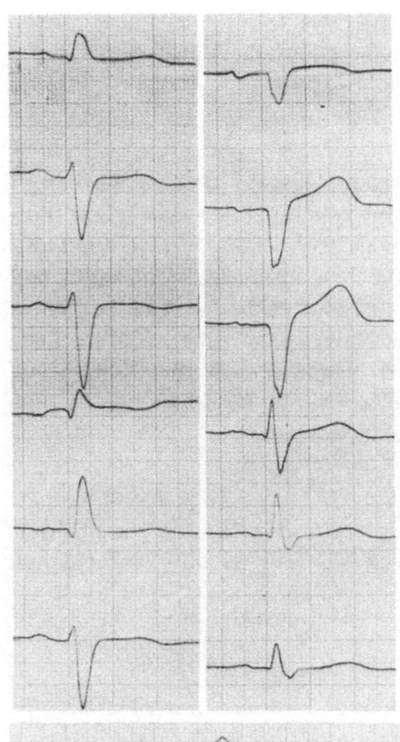

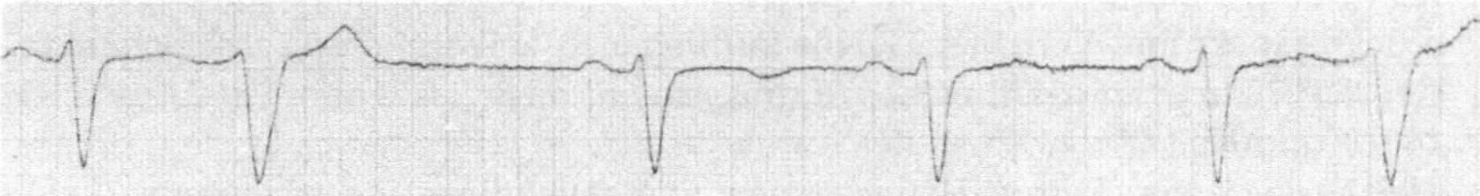

Abb. 116. EKG mit linksanteriorem Hemiblock und ventrikulären Extrasystolen bei postdiphtherischer Kardiomyopathie (42jähriger Patient). *Oben:* 12 Standardableitungen; *unten:* V$_6$ mit ventrikulären monotopen Extrasystolen

Korrigierte Diagnose

Subjektive Herzbeschwerden durch monotope ventrikuläre Extrasystolie bei postdiphtherischer kongestiver Kardiomyopathie mit linksanteriorem Hemiblock ohne Hinweis auf einen vernarbten Herzinfarkt.

Kritische Wertung (diagnostische Fallgrube)

Wegweisend für die ätiologisch-diagnostische Aufklärung des irrtümlich als vernarbten Hinterwandinfarkt gedeuteten EKG-Befundes ist der anamnestische Hinweis auf eine im Alter von 6 Jahren durchgemachte Rachendiphtherie. Neuere Beobachtungen haben gelehrt, daß als nicht seltene Spätfolge einer während des akuten Infektstadiums unbemerkt abgelaufenen diphtherisch-toxischen Myokarditis sich eine Kardiomyopathie ausbilden kann i. S. einer chronischen Myokarditis. Neben keineswegs obligaten röntgenologischen Konfigurationsänderungen des Herzens, die auch in unserem Beispiel fehlen, finden sich als weitere charakteristische Veränderungen Reizbildungs- und Erregungsleitungsstörungen im EKG. Die nachgewiesene Extrasystolie ebenso wie der linksanteriore Hemiblock sind ätiolo-

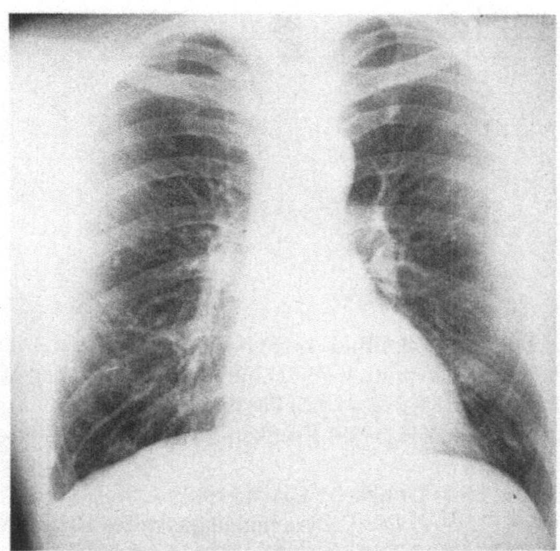

Abb. 117. Röntgenbefund bei postdiphtherischer Kardiomyopathie. (Aufnahme: Chefarzt Dr. R. Kratz, Kreiskrankenhaus Bad Soden/Ts.)

gisch im Sinne einer postdiphtherischen kongestiven Kardiomyopathie zu erklären. Ebenfalls typisch ist die über viele Jahre hin subjektive Beschwerdefreiheit des Patienten bei auch objektiv guter körperlicher Leitungsfähigkeit. Nicht selten wird diese häufig unbemerkt bleibende oder übersehene organische Herzerkrankung zufällig entdeckt, etwa bei einer Lebensversicherungsuntersuchung oder einem „check up". Hier führt sie dann – zumal bei Unkenntnis einer Diphtherieanamnese – mit ihren eindrucksvoll alarmierenden pathologischen Veränderungen im EKG- und Röntgenbefund nicht selten zu Fehldeutungen.

Therapeutische Folgerungen

Antiarrhythmische Medikation zur Beseitigung der extrasystolen Herzrhythmusstörung z. B. mit Chinidin (Galactoquin: 3 mal 1 Tbl.). Zugleich Dämpfung der Hypersympathikotonie (früher auch Neigung zu situativ-sympathikotoner labiler Erregungshypertonie!) mit β-Blocker-Therapie in mäßiger Dosierung (Tenormin 50: 1 mal 1 Tbl., Panimit 50: 1 mal 1 Tbl. o. ä.). Glykosidtherapie angesichts der völligen Kompensation und unter Berücksichtigung der Reizbildungs- und Erregungsleitungsstörung bei Kardiomyopathie nicht indiziert. Von dem früher ausgeübten Höchstleistungssport (Rudern) sollte ebenso wie von plötzlicher körperlicher Maximalbelastung abgesehen werden.

14 Literatur

Ärztliche Praxis im Bild (1956) Nr. 1 Banaschewski, München, S 2

Anthony AJ, Venrath F (1962) Funktionsprüfung der Atmung, 2. Aufl. Barth Leipzig

Aristoteles (384–322 v. Chr.) Physiognomika.

Baumgärtner KH (1929) Kranken-Physiognomik, Stuttgart 1838, Neuausgabe. Madaus, Radebeul

Baur H (1948) Dringliche Diagnostik, 3. Aufl. Urban & Schwarzenberg, Berlin München

Bock KD (1975) Die Differentialdiagnose des Hochdrucks. Ein Basisprogramm für die Praxis. Med Klin 70: 67

Böhme E (1972) Der Herz- und Gefäßschall, 4. Aufl. Barth, Leipzig

Börger HH (1974) EKG-Information. Steinkopff, Darmstadt

Boree A (1899) Physiognomische Studien. Hoffmann, Stuttgart

Braun RN (1956) Die Diagnostik in der Alltagspraxis. Dtsch Med Wochenschr 81: 1236

Brüschke G (1977) Innere Medizin. Fischer, Jena

Bürger M (1956) Die Hand des Kranken. Lehmanns, München

Carus CG (1925) Die Symbolik der menschlichen Gestalt, 3. Aufl. Springer, Berlin

Czerny A (1942) Sammlung klinischer Vorlesungen über Kinderheilkunde. Thieme, Leipzig

Dengler HJ (1974) Das Orthostasesyndrom. Schattauer, Stuttgart New York

Deutsche Liga zur Bekämpfung des hohen Blutdruckes (1981) Normwerte des Blutdrucks und Einteilung der chronischen arteriellen Hypertonie. Deutsches Institut zur Bekämpfung des hohen Blutdruckes, Heidelberg

Feigenbaum H (1978) Echokardiographie. Perimed, Erlangen

Fervers C (1936) Der Ausdruck des Kranken. Lehmanns, München

Fleischhacker H, Klausgraber F (1959) Herz- und Gefäßkrankheiten. Lehmanns, München

Fono R, Littmann J (1957) Die kongenitalen Fehler des Herzens und der großen Gefäße. Barth, Leipzig

Fowler NO (1970) Inspection and palpation of venous and arterial pulses. Am Heart Assoc

Friedmann M (1926) Krankenbeobachtung, 2. Aufl. Fischer, Jena

Gill E (1978) Angina pectoris. Fischer, Stuttgart New York

Gorlin R (1962) The hyperkinetic heart syndrome. JAMA 182: 823

Grob M, Rossi E (1949) Einführung in die moderne Diagnostik der angeborenen Angiokardiopathien. Schwabe, Basel

Gross F (1982) Leichter Hochdruck das Problem. Munch Med Wochenschr 124: 20

Gross F, Strasser T (1979) Mild hypertension: Natural history and management. Proc. of the Joint WHO/ISH meeting in Susono, Japan. Pitman, Kent

Hartley RM (1983) Confirming the diagnosis of mild hypertension. Med J 286: 287–289

Hegglin R (1963) Differentialdiagnose innerer Krankheiten, 9. Aufl. Thieme, Stuttgart

Heinecker R (1967) EKG-Fibel, 7. Aufl. Thieme, Stuttgart

Hengstmann JH, Doenecke P, Jarmatz H (1983) Hypotonie. Therapiewoche 33: 29–41

Henneberg G (1972) Bedeutung von Virusinfektionen für Herzkrankheiten. Münch Med Wochenschr 114: 1625

Hersing (1880) Der Ausdruck des Auges. Enke, Stuttgart

Hertl M (1962) Das Gesicht des kranken Kindes. Urban & Schwarzenberg, München Berlin

Hirsch W, Rust K (1961) Praktische Diagnostik ohne klinische Hilfsmittel, 2. Aufl. Barth, München

Hoffmann G (1958) Die Kunst, aus dem Gesicht Krankheiten zu erkennen und zu heilen, 3. Aufl. Haug, Ulm

Holldack K, Wolf D (1956) Atlas und kurzgefaßtes Lehrbuch der Phonokardiographie. Thieme, Stuttgart

Holzmann M (1955) Klinische Elektrokardiographie. Thieme, Stuttgart

Hornbostel H, Kaufmann W, Siegenthaler W (1977) Innere Medizin in Praxis und Klinik, Teil 2. Thieme, Stuttgart

Hughes H (1901) Die Bedeutung der Mimik für den Arzt. Vogel & Kreienbrück, Berlin

Hurst JW, Schlaut RC (1965/67) Examination of the heart, part III: Inspection and palpation of the anterior chest. Am Heart Assoc

Jacoby H (1960) Veränderungen der Zunge in der Diagnostik des praktischen Arztes, Schattauer, Stuttgart

Jansen WH, Haas H, Schrey A (1960) Schule und Atlas der Elektrokardiographie. Lehmann, München

Juchems R (1973) Klinische Phonokardiographie. Boehringer, Mannheim

Keith NM, Wagener HP, Barker NW (1939) Some different typees of essential hypertension: Their cause and progursis. Am J Med Sci 197: 332

Killian H (1956) Facies dolorosa, 2. Aufl. Dustric, Remscheid

Killian H (1956) Ärztliche Physiognomik. Medizinische 1: 30

Kirchhoff T (1909) Der Gesichtsausdruck bei inneren Krankheiten. Barth, Leipzig

Klepzig H, Frisch P (1981) Belastungsprüfungen von Herz und Kreislauf. Perimed, Erlangen

Klostermann GF, Sudhof W, Tischendorf W (1964) Der diagnostische Blick. Schattauer, Stuttgart

Knipping W, Bolt W, Valentin H, Venrath H (1960) Untersuchung und Beurteilung des Herzkranken, 2. Aufl. Enke, Stuttgart

Kochsiek K, Rietbrock N (1981) Digitalistherapie bei Herzinsuffizienz. Urban & Schwarzenberg, München Berlin Baltimore

Köhler JA (1973) Kardiologisches Seminar. Witzstrock, Baden-Baden Brüssel

Krukenberg H (1913) Der Gesichtsausdruck des Menschen. Enke, Stuttgart

Krupp MA, Chalton MJ, Margen S (1972) Diagnose und Therapie in der Praxis. Springer, Berlin Heidelberg New York

Lang E (1972) Kleines EKG-Seminar. Karger, Basel

Lang H, Rick W, Röka L (1973) Optimierung der Diagnostik. Springer, Berlin Heidelberg New York

Lange F (1952) Die Sprache des menschlichen Antlitzes. 4. Aufl. Lehmann, München

Lavater JK (1775–78) Physiognomische Fragmente zur Beförderung der Menschenkenntnis. Leipzig

Lemmerz AH, Schmidt R, Kranemann J (1964) Die Deutung des EKG. Braun, Karlsruhe

Lemperts G (1961) Klinische Elektrokardiographie. Latvijers Valsts Jzdevnieciba, Riga

Leonard JJ, Kroetz FW (1967) Examination of the heart, part IV: Auscultation. Am Heart Assoc

Lohmann D, Schubert W, Kawalle M (1975) Symptome und Diagnostik innerer Krankheiten. Barth, Leipzig

Lommel F (1955) Betrachtungen zur Diagnostik. Ärztl Wochenschr 10: 1122

Lown B, Gemong WE, Levine SA (1952) Syndrome of short P-R interval, normal QRS complex and paroxysmal rapid heart action. Circulation 5: 693

Magnus H (1885) Die Sprache der Augen. Bergmann, Wiesbaden

Mantegazza P (1890) Physiognomik und Mimik. Übersetzt von R. Löwenfeld. Elischer, Leipzig

Martini P (1956) Einseitigkeit und Mitte in der Medizin. In: Martini P (Hrsg) Von ärztlichem Denken und Handeln. Thieme, Stuttgart

Martini P, Welte E (1950) Die unmittelbare Kranken-Untersuchung. Bergmann, München

McFate-Smith W, Edlabitch SA, Krushat WM (1979) U.S. Public Health Service hospitals intervention trial in mild hypertension. In: Onesti G, Klint CR (eds) Hypertension – determinants, complications and intervention. Grune & Stratton, New York

Medical Research Council Working Party on Mild to Moderate Hypertension (1977) Br Med J 1437

Meurer KA, Kaufmann W (1982) Hypertonie 1982: Antworten auf offene Fragen. Münch Med Wochenschr 124: 1035

Michaelis R (1970) Das Herzangstsyndrom. Karger, Basel

Michel D (1981) Ultraschall-Kardiographie. Ärztl Fortbild 31: 375

Moser B, Kircher S (1982) Fallgruben der EKG-Diagnostik bei Sportlern. Med Welt 33: 981

Müller F, Seifert O, Kress V (1959) Taschenbuch der medizinisch-klinischen Diagnostik, 67. Aufl. Bergmann, München

Otto W, Hambsch K, Treutler H (1975) Medizinisch-poliklinische Diagnostik, 2. Aufl. Fischer, Jena

Parsi RA, Hempel WE (1978) Kardiologie für die Praxis. Fischer, Jena

Reindell H, König K, Roskamm H (1967) Funktionsdiagnostik des gesunden und kranken Herzens. Thieme, Stuttgart

Riecker G (1975) Klinische Kardiologie. Springer, Berlin Heidelberg New York

Risak E (1942) Der klinische Blick, 6. Aufl. Springer, Wien

Röhl, D (1984) Auskultation des Herzens. Springer, Berlin Heidelberg New York Tokio

Rollasan WN (1973) Elektrokardiographie für die Anästhesisten. Volk und Gesundheit, Berlin

Rosenbaum MB, Elizari MV, Lazzari JO (1968) Los hemibloqucos. Paidos, Buenos Aires

Rosenthal J (1980) Arterielle Hypertonie. Springer, Berlin Heidelberg New York

Roskamm H (1973) Myokardiopathie. Selecta 22: 2167

Roskamm H, Reindell H (1973) Das chronisch kranke Herz, Grundlagen der funktionellen Diagnostik und Therapie. Schattauer, Stuttgart New York

Rutz O (1925) Vom Ausdruck des Menschen. Lehrbuch der Physiognomik. Kampmann, Celle

Sarre H (1969) Hypertonie. Schattauer, Stuttgart New York

Sauer E, Sebening H (1980) Myokard- und Ventrikelszintigraphie. Boehringer, Mannheim

Schad N, Künzler R, Quat T (1963) Differentialdiagnose kongenitaler Herzfehler. Thieme, Stuttgart

Scheiffarth F (1972) Immunopathogenese von Myokardiopathien. Klinikarzt 1: 97

Schettler G, Horsch A, Mörl H, Orth J, Weizel A et al. (1977) Der Herzinfarkt. Schattauer, Stuttgart New York

Scheuren KP, Hüttemann U, Schröder R (1975) Chronisch-obstruktive Lungenerkrankungen und Cor pulmonale. Schattauer, Stuttgart

Schmidt-Voigt J (1955) Atlas der klinischen Phonokardiographie. Urban & Schwarzenberg, München Berlin

Schmidt-Voigt J (1959) Herzrhythmus-Fibel. Lehmann, München

Schmidt-Voigt J (1962) Das Gesicht des Herzkranken, 2. Aufl. Cantor, Aulendorf

Schmidt-Voigt J (1964) Kardiologie für die Praxis, Teil I–VI. Lehmann, München

Schmidt-Voigt J (1971) Der Herzanfall. Lehmann, München

Schmidt-Voigt J (1977) Herz-Kreislauf-Tests für die Praxis. Heggen, Leverkusen

Schmidt-Voigt J (1979) Der Koronarpatient. Pharmedia, Recklinghausen

Schmidt-Voigt J (1981) Hypotone Kreislauf-Regulationsstörungen. Mod Med 9: 1246

Schmidt-Voigt J (1981) Diagnostische Leitbilder bei koronarer Herzkrankheit. Springer, Berlin Heidelberg New York

Schmidt-Voigt J (1981) Herzauskultation audiovisuell. Bergmann, München
Schmidt-Voigt J (1982) Die ambulante Herzuntersuchung. Springer, Berlin Heidelberg New York
Schmidt-Voigt J (1982) Akustische Leitsymptome bei inneren Krankheiten. Bergmann, München
Schmidt-Voigt J (1980–82) Kardiologie, Bd I–III. Deutscher Ärzteverlag, Köln
Schmidt-Voigt J (1983) Mitralklappenprolaps-Syndrom als diagnostische Fallgrube. Monatsk Ärztl Fortbild 33: 41
Schönthal H, Balmer F, Schwarz G (1964) Das Schilddrüsenphonogramm der Hyperthyreose. Dtsch Med Wochenschr 89: 2284
Schrey A (1978) Die koronare Herzkrankheit. Urban & Schwarzenberg, München Wien Baltimore
Schröder R, Sudhof H (1962) Praktische EKG-Auswertung. Schattauer, Stuttgart
Schulz W, Kober G (1980) Das EKG. Boehringer, Mannheim
Schumacher G, Bühlmeyer K (1978) Diagnostik angeborener Herzfehler. Straube, Erlangen
Schwietzer G, Philipp TH (1982) Behandlung der therapierefraktären Hypertonie. Münch Med Wochenschr 124: 1051
Senges J (1983) Präexzitationssyndrome. Inn Med 10: 178
Siegenthaler W, Vetter W, Schrey A (1980) Hypertonie. Verlag für angewandte Wissenschaften, München
SO CS (1974) Praktische Elektrokardiographie. Selecta, München
Stefan G (1976) Echokardiographie. Boehringer, Mannheim
Stefan G, Most E (1981) Echokardiographie. Thieme, Stuttgart
Steiniger U, Theile H (1974) Funktionsdiagnostik im Kindesalter. Thieme, Leipzig
Sterz H (1971) Röntgennativverfahren in der Diagnostik der Herzfehler. Thieme, Stuttgart
Tavel ME (1967) Clinical phonokardiography and exsternal pulse recordording. Chicago
Tischendorf FW (1979) Der diagnostische Blick, 3. Aufl. Schattauer, Stuttgart New York
Volhard F (1956) Nierenkrankheiten. In: Bergmann G, Staehelin SR (Hrsg) Erkrankungen der Knochen, Gelenke und Muskeln. Springer, Berlin Heidelberg New York (Handbuch der inneren Medizin, Bd 6)
Volk G (1957) Neural-personale Diagnostik. Anleitung zur pathophysiognomischen Betrachtung des Menschen. Ulm
Weisz E (1924) Diagnostik mit freiem Auge. Urban & Schwarzenberg, Berlin Wien
Wenger R (1972) Kardiomyopathien. Med. Tribune 7: 15
Wetzel H (1956) Cardial bedingte Veränderungen an der Hand. Med Klin 51: 1526
White P (1957) Die Schlüssel zur Diagnose und Therapie der Herzkrankheiten. Steinkopff, Darmstadt
WHO/ISH (1982) Mild hypertension liaison commitee. Lancet I: 149
Wirtzfeld A, Baedeker WD (1974) Rhythmusstörungen des Herzens. Urban & Schwarzenberg, München Berlin Wien
Wolff L, Parkinson J, White PD (1930) Bundle-branch block with short P-R interval in helaty young people prone to paroxysmal tachycardia. Am Heart J 5: 685
Wüllenweber G (1947) Ärztliches Denken am Krankenbett, 2. Aufl. Thieme, Stuttgart
Zarday J (1964) Praktische Kardiologie. Steinkopff, Dresden Leipzig
Zatouroff M (1982) Farbatlas zur Blickdiagnostik in der Allgemeinmedizin, 2. Aufl. Schattauer, Stuttgart New York
Zuckermann R (1963) Herzauskultation. Thieme, Leipzig